「いのちの思想」を掘り起こす

「いのちの思想」を掘り起こす

生命倫理の再生に向けて

安藤泰至・編

岩波書店

目　次

いのちへの問い　いのちからの問い――序にかえて

安藤泰至

本書は、相互に独立性の高い五つの章からなっている。最初の四つの章は、上原專祿・田中美津・中川米造・岡村昭彦という、それぞれまったく活躍の場を異にした四人の人物の思想を、「いのちの思想」という名のもとに、現在、生命倫理と呼ばれているような営みの先駆をなすものとしてとらえ直そうとするものであり、続く第五章は、日本に学としての生命倫理（学）を根づかせようとした開拓者たちの思想やその背景を歴史的に概観しようとするものである。本書は、以上の二つの試みを両輪として、日本の生命倫理思想を発掘し、再評価しつつ、今日、その発展と制度化にともなって、ややもすれば根源的な問いへの求心力を失いつつあるように思える生命倫理（学）に、新たな展望を切り開くことを目的として編まれている。第一章から第四章までが、各思想家の痛みを伴った具体的な人生体験から紡ぎ出された、未だ「学」となる以前の「いのちへの問い」の軌跡を描くものであるとすれば、第五章は日本の生命倫理（学）という学的な継承の歴史とその枠組みのなかで、そうした「いのちの思想」との接点の可能性を探るものである。

一　「いのちの思想」とはなにか？

さて、本書のタイトルに含まれている「いのちの思想」という言葉はきわめて曖昧に響くかもしれない。私たちが「思想」と呼んでいるものは、私たちがそれぞれの人生を生きるなかでの、生きるための、そして生きることについての、いくらかまとまりのある考えに他ならないとするなら、そもそも「いのちの思想」ではない思想、などというものはあり得ないとも言えるからである。ここでは、児童文化研究者の村瀬学による次のような文章を念頭におきながら、この言葉をいくつかの思想の特徴を示す語として、少し限定的に用いてみたい。

「「いのち」はいつでも常に「いのち論」としてある。どこかにわかりやすい「いのち」が「いのち」の格好をして存在しているわけではない。私たちが「いのち」と呼ぶものは、そう呼ぶことによって見出している「ある見方」の産物である」（村瀬学『「いのち」論のひろげ』洋泉社、一九九五年）。

すなわち、ここで「いのちの思想」と呼ぶものは、いのちへの問いやその自覚をその根本契機として含んでいるような思想、そうした問いやその自覚によって自己や世界についてのある新しい見方が展開されているような思想、ということになるだろう。考えてみれば、「いのち」という言葉自体が、かなり不思議な言葉である。もちろん「生命」という言葉と互換的に使われる場合も少なくないとは言え、「生命」という言葉では言い尽くせない語感を湛えていることも多く、「死によって終結する生物学的な生命」に対する「永遠のいのち」といった形で、意識的に「生命」と対比されて用いられることもある。

また、西洋語では生命やいのちに相当する語はただ一つであり、「生きる」という意味の動詞を名詞形にしたもの(life、Leben、vieなど)であるのに対し、日本語ではそれに相当する語として少なくとも「生命」「生活」「人生」「いのち」という四つの語があり、それぞれの語が表す生の意味、次元の差に応じて微妙に使い分けられている。「生命」という語は、たとえば「生命現象」や「生命科学」と言う場合のように、人間以外の生物とも共通する生物学的な生、科学的、客観的に対象化しうる生の側面を表している。それに対し、「生活」というと、衣食住あるいは「職業生活」「性生活」のように、人間としての文化的なかたちをもった生の側面を指す。「生命力」と「生活力」、「生命の危機」と「生活の危機」とでは、人が思い浮かべるものはずいぶん違うだろう。同じように、「生活苦」と「人生苦」とでは、やはり違うものが思い浮かべられるのではないだろうか。「人生」という語を使うことで、そこには生の意味や価値という次元が入り込んでくるからである。さらに、「いのち」という語は、これらすべての生の次元を含み込んだ上で、他のどの言葉でも尽くせないような生の次元を開示するような形で用いられることがある。たとえば、人間のいのちを超え、それを根底で支えるような存在としての神仏や自然のいのちについて、あるいは人間の精神的な営為が生み出したようなもののいのち(器のいのち、芸のいのちなど)について語られる場合などがそれにあたる。

そもそも、人間の「生」についての意識、自覚は、私たちが現に生きているという事実から直接的にもたらされたものではなく、むしろ「死」を意識、自覚することによって逆説的な形で構成されたものなのではないだろうか。よく引き合いに出されるのは、人間以外の動物に死体を特定の仕方で

「埋葬」するという習慣が見られないという事実である。すでに、旧人にあたるネアンデルタール人の遺跡からは死体を埋葬した事例が見つかっており、死体が平行に並べられていたり、死体に花が手向けられた形跡があるなど、そこには宗教の萌芽とまでは言えないにせよ、何らかの形で生物学的な生命の終わりとしての死を超えた「いのち」についてのイメージがあったことが伺える。人間は、こうして「いのちを問う」「いのちとはなにかを問う」ことによってはじめて人間になったのだと言うこともできようし、私たちの伝統的な死生観を担ってきたのが広い意味での宗教であるとすれば、宗教というのは、「いのち」についてのさまざまな見方、自覚のあり方(であると同時に「語り方」)の総称であるとも言えよう。

二　生命倫理と「いのちへの問い」

こうした観点からみるとき、生命倫理という営みもまた、このような「いのちへの問い」の新しいかたちであり、「いのち」についての新しい見方、自覚のあり方(であると同時に「語り方」)であることに気づく。そうした「いのちへの問い」を新たに要請したのが、医学や医療技術、生命科学の飛躍的な発展であったことは、いまさら言うまでもない。そこでは、医療やそれを支える生命科学において、生物学的な意味での「生命」の操作可能性が飛躍的に増大したことによって、私たちの「生活」や「人生」がそこに巻き込まれ、それまでには存在しなかったような問題に対処する必要が生まれただけではなく、人間がこれまで築き上げてきた文化的・社会的な生や死のかたち、私たちの死生観や価値観の前提になっていたような生や死のかたちそのものが切り崩されることによって、私たちは「人間が生きる（死ぬ）ということはどういうことか」「いのちとはなにか」という根源的な問いに直接さらされるようになったのである。

本書の第五章でも取り上げられている木村利人の著書のタイトル（『自分のいのちは自分で決める』）からも伺えるように、米国で生まれ、その後世界で発展したバイオエシックス（生命倫理学）の主流となったのは、患者の自己決定権、個人の自律を柱とする個人主義的、自由主義的バイオエシックスであった。非人道的な人体実験をめぐるさまざまなスキャンダルは、私たちの「生命」をめぐる情報や決定（同時に私たちの「生活」や「人生」に大きな影響を及ぼす情報や決定）を医師だけにまかせておくことの危険性を広く認識させるきっかけとなった。医学の発展にともなって、医師の研究志向が強まるとともに、「治療」と「研究」の区別が厳密にはつけ難いこと、新しい治療には強い副作用を伴うなど身体への侵襲性の高いものが多いことなどから、医師のパターナリズムや意思決定の独占を廃し、被験者や患者が自分で自分の身を守ること（自己決定権、インフォームド・コンセント）の必要性についての認識は、人体実験から一般的な治療へと広がっていった。したがって、少なくとも初期のバイオエシックスは、医師という専門家による医療上の意思決定の独占に対する、「生活」者としての、それぞれの「人生」を生きる患者による異議申し立て、という市民運動的側面を濃厚にもっていたということができる。医療は私たちの「生命」だけではなく「生活」や「人生」の全体にかかわるものであり、その主人公は私たちなのだ、という認識、自覚がその中心になっていた。

他方で、一九七〇年代後半以降、生殖技術や臓器移植、延命技術の飛躍的な発展がもたらす「いのちへの問い」は、医師による専横的支配に対して個人の自律や自己決定をふりかざすだけではどうにもならないところに私たちを連れていく。たとえば、生殖医療の場合、子どもを産もうとする人たちの「生活」や「人生」だけではなく、産まれてくる子どもや、（場合によっては）精子・卵子のドナーや代理懐胎者の「生活」「人生」がそこに関わってくる（臓器移植についても、ほとんど同じことが言える）。延命治療の停止や積極的安楽死が患者の権利として主張される場合、「死ぬ」という自己決定が、患者の「生活」や「人生」における「生き方」についての自己決定（治療の選択）の延長線上に語られうるのかどうかということも根本的な問題になる。また、こうした広い意味での「生命操作」技術の飛躍的発展は、逆に私たちが自分の都合で操作しえないものとしての「いのち」、単純に私たち個人の「もの」であるとは言えないような「いのち」への問いを先鋭化したということもできる。

　しかしながら、少なくとも英語圏のバイオエシックスの主流は、こうした問題に含まれる根源的な「いのちへの問い」を回避するような形で、そうしたいのちの価値や意味に関わる問いについては「多元的な社会では公共的な決定はできないのだから、個人の価値観や死生観にゆだねる他はない」として実質的には棚上げにしたままで、もっぱら「情報の共有、議論の公共化」と「自己決定」だけを強調してきた。このことは、バイオエシックスの制度化の進行と同時に、医療や生命科学の飛躍的な発展がもたらす問題について当初喚起されたような「畏れ」や「怒り」をともなった「いのちへの問い」が後退し、バイオエシックス（生命倫理学）は医療や生命科学のあり方を根本的に問い直すものというよりは、起きうる倫理的問題を事前にチェックして検討（したことに）して、先端的な医療技術を社会に軟着陸させるという社会的機能を担うものとなっていったということでもある。現在、欧米に遅れて生命倫理学が制度化されつつある日本でも、ほとんど同じことが起きようとしているように見える。生命倫理（学）は、医学や医療あるいは生命科学研究をめぐるシステムの一部として、それに付随するある種の「手続き」のようなものになり下がりつつあり、（生命倫理研究者のごく一部ではあるものの）専門家としての生命倫理学者は、「いのちへの問い」を問い続ける探究者というよりは、そうした半ば儀礼的な手続きを執行する世俗的な「祭司」*のような役割を果たしつつある。

三　「いのちの思想」と生命倫理の再生

　こうした生命倫理の現状に不満を抱いている研究者は、けっして少なくはない（いわゆる生命倫理（学）の本に真摯な「いのちへの問い」を期待して肩すかしを食う一般読者も同じではなかろうか）。しかし、ミクロな次元では臨床現場での意思決定をめぐる議論、マクロな次元では公共政策の策定をめぐる議論における「実効性」を求められるようになってきた生命倫理（学）は、ますます加速する技術の進展のスピードと、それによって生じる新たな倫理問題への「対処」に忙しく、また議論の蓄積にともなって生命倫理のテーマごとに専門領域が細分化される傾向が強くなっていることで、いったん立ち止まって「生命倫理」のあり方そのものを再考するという作業はどうしても脇に置かれがちだ。筆者もまた、そうした作業をどのように遂行していけばよいのかについて、ずいぶん悩んできた。

　そこでヒントになったのは、個人的に知り合った生命倫理の研究者には、純粋に知的あるいは理論的な興味、関心から生命倫理研究に入ったというわけではなく、たとえば自分自身や家族の病気や死、医療過誤などといった当事者としての体験をきっかけに生命倫理の研究を始めた人が案外多いという事実であった。このことは、私たちを生命倫理の問いへと向かわせる原点が、畏れや怒り、悲しみをともなった「いのちへの問い」にあるということ、それはそうしたいのちの痛みを直に経験した当事者たちの「いのちからの問い」でもあるということを再認識させることになった。さらに、多分野横断的な生命倫理(学)の研究者のなかには、筆者自身を含めて哲学・思想系の研究者がかなりの数を占めるにもかかわらず、生命倫理研究においては、個々のトピックをめぐる議論が優先されるあまり、「思想研究」という研究方法が有効に活用されていないという思いがこれに重なった。そこで、狭い意味での「生命倫理学者」ではないにもかかわらず、生命倫理における「いのちへの問い」やそれにきわめて近いような問いを、自らの「いのちの痛み」と向き合うなかで徹底的に追求しようとした人物の思想に焦点を当てるという、本書のもとになるような構想が固まったのであった。

取り上げた思想家は、歴史学者で戦後の言論をリードした知識人の一人である上原專祿(本書第一章)、七〇年代ウーマン・リブの中心的存在であった田中美津(第二章)、医師であり、大阪大学医学部で長年医学概論を講じた医学哲学者の中川米造(第三章)、報道写真家として世界の戦場を飛び回るとともに、独自の世界史観をもって社会的発言を続けた岡村昭彦(第四章)というきわめて多彩な(というより一見なんのつながりもないように見える)四人の人物である。四つの章は、一見、生命倫理とはまったく関係のなさそうな人物から、実際に日本の生命倫理の歴史に足跡を残した人物へという順序で配置されている。第五章で香川が触れているように、中川米造は、「生命倫理」という語をもっとも早くに用いた一人であるが、その学問的な基盤は医学概論にあり、彼自身は生命倫理の研究者ではなかった(にもかかわらず、現在の生命倫理およびその周辺の研究者で中川の影響を強く受けた人は非常に多い)。岡村昭彦は、その晩年、木村利人とともに日本へのバイオエシックスの導入に力を注いだという点で、日本生命倫理(学)の歴史に直接かかわった人物の一人であった。

第一章から第四章までを通読していただければおわかりの通り、一見バラバラに見えるこれら四人の思想家を、本書で言うような「いのちの思想」あるいは生命倫理の先駆思想というフィルターを通してみるとき、そこにはいく筋もの共通の糸が見出される。

上原にとっての妻の死、田中にとっての幼児期の性的虐待とそれに続く梅毒罹患、中川にとっての医学への疑問(「医学とはなにかがわからない」)、岡村にとっての被差別部落やヴェトナム戦争の体験、彼らはみな、ある意味で自分に偶然ふりかかったこうした痛みをもった原体験の意味に徹底的にこだわり続け、それを「いのちへの問い」として表現し、追求していった。自分自身によってしか生きられないいのちの痛みの個別性についての自覚は上原と田中に共通している。この「個別性」とはいのちが自分という存在のなかに閉じられているということとはまったく別であり、そうした痛みの個別性に徹することで逆に他者との出会いの可能性(田中)や、死者との共闘(上原)の可能性が開かれてくる。そこで「祈り」(田中)や「回向《えこう》」(上原)といった言葉が持ち出されるように、それは「いのち」の宗教的な次元への開けの自覚でもある。また、それぞれの焦点は異なっているとは言え、いのちへの問いがヨーロッパを中心とする歴史的な「近代」に対する批判の作業に結びついていることは、上原、中川、岡村の思想に共通している(田中の場合も、女であるということをめぐる規範があまりに身体化、内面化されたものであるためにそれが見えにくいだけであって、基本は同じであろう)。それと連動して、現在の生命倫理(学)には希薄になっているような近代医学・医療の相対化、それとは異なった「医療をめぐる新しい文化」の創造への希求もまた、上原、中川、岡村に共通して見られる要素である。また、上原を除く三人には、近代医学・医療のヘゲモニーからはみ出した「治療者」体験があることも興味深い。田中は鍼灸師になっているが、医学校中退の岡村は「ニセ医者」をして逮捕されたことがあり、(正規の医師であったにもかかわらず)中川の語る治療者としての原体験は医学生時代の復員船上での同じような「ニセ医者」体験であった。

おそらく読者は、これら四人の思想家の間に、そして彼らの思想と第五章で香川が取り上げて論じている日本生命倫理(学)の開拓者たちの思想との間に、さらに多くの糸が織りなされているのを発見されるだろう。それらは何らかの形で、「自律」や「自己決定」の枠に閉じこめられ、医療や生命科学の補完的システムになりつつあるような現代の生命倫理(学)を相対化し、生命倫理をその原点たる「いのちへの問い」「いのちからの問い」へと立ち帰らせることによって、その豊かな可能性を回復するためのヒントになり得るものだと筆者は信じている。

＊ この「祭司」という表現、およびアメリカ合衆国と日本における生命倫理(学)の制度化と「いのちへの問い」の後退については、以下の拙論を参照。安藤泰至「ハンス・ヨナスと日本生命倫理をめぐって――W・ラフルーア氏京大講演へのコメントを中心に」(京都大学大学院文学研究科宗教学専修(編)『宗教学研究室紀要』第7号、二〇一〇年、所収)。http://www.bun.kyoto-u.ac.jp/wp-content/uploads/2011/08/rel-annual2010-no.3.pdf

第一章
上原専禄の医療・宗教批判とその射程

安藤泰至

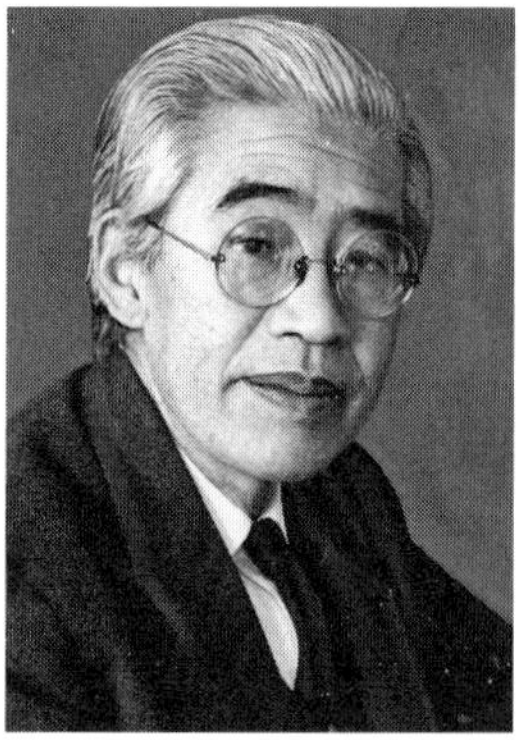

上原専禄《うえはらせんろく》
（一八九九―一九七五）

一八九九年、京都に悉皆《しっかい》（染物）屋の長男として生まれる。八歳のときに父が亡くなり、松山で薬屋を営む伯父夫婦の養子となる。東京高等商業学校卒業後、ウィーン大学に留学（一九二三―二六年）、経済史家アルフォンス・ドープシュのもとで学ぶ。ドイツ中世史を中心に厳格な史料批判に基づく優れた論文を多く発表、後に著書『独逸中世史研究』『独逸中世の社会と経済』にまとめるとともに、母校の教授として、経済史・西洋史を教える。

戦後すぐの一九四六年、東京商科大学から東京産業大学と改称された母校の学長となり、新制一橋大学への移行にあたって斬新な大学改革を進めようとしたが、その理想主義的なやり方には大学内外で反発も多く、一期限りで学長を辞任する。その後は、日教組国民教育研究所所長、国民文化会議会長などを務めるとともに、六〇年安保闘争でも活発な発言を行い、戦後の教育運動、平和運動における代表的な知識人の一人として活躍する。一九六〇年、定年を待たずに一橋大学を退官、名誉教授も辞退し、その後四年の間に一切の公職から身を引く。

一九六九年、妻利子が肝臓癌で死去。心ない医師たちによって妻は「殺された」のだとして、実名を挙げて医師や病院を批判するとともに、その後のすべての人生を亡き妻の回向のために生きることを宣言。代々敬虔な日蓮宗の檀家であった実家や、国柱会の熱心な会員であった養父の影響のもと、幼少のころから導師として崇拝していた日蓮の思想研究を深め、妻の死以降のその思索は独特な「死者」論を含む『死者・生者――日蓮認識への発想と視点』へと結実する。一九七一年六月、娘・弘江と二人で長年暮らした東京・吉祥寺の自宅を引き払い、京都に移住。ごく親しい一部の知人や編集者を除いては、一切の連絡を絶つ。一九七五年一〇月、肺癌と腎不全のため死去。遺言にしたがってその死は伏せられ、約四年後になってはじめて新聞で報じられた。

一九八七年、娘の弘江の編集によって、評論社より『上原専祿著作集』が刊行開始。全二八巻の予定だったが、二〇〇二年、二〇巻目が刊行されたのを最後に、二〇〇五年には弘江も死去し、八つの巻が未刊のまま刊行中止となった。

（写真提供＝朝日新聞社）

はじめに

一九七九（昭和五四）年六月一六日、『朝日新聞』夕刊において、一人の歴史学者の死が大きく報じられた。「他界していた上原専祿さん」という大見出しのもと、「（昭和）五十年秋　京都でひっそり」「遺言で「知らすな」」「八年前　「妻の回向《えこう》」と旅立ち」といった見出しが並んだかなり長い記事である。一橋大学長を務め、戦後の教育運動、平和運動においても大きな役割を果たした歴史学者、上原専祿が亡くなったのは、この報道を遡ること約三年八カ月前の一九七五（昭和五〇）年一〇月二八日のことであった（1）。

この新聞報道からほどなくして、『週刊新潮』（同年六月二八日号）や『週刊朝日』（六月二九日号）でも、上原の死をめぐる記事が掲載された。各々の記事のニュアンスや、引用された証言などは少しずつ異なるものの、一九六九年に妻・利子を亡くした上原がその死を医療過誤によるものではないかと疑い、医師や病院を厳しく批判する文章を発表したこと、二年後の一九七一年には、親しかった四九人の友人・知人に離京を知らせる手紙を出しただけで、長年住んだ東京・吉祥寺の家を引き払って、娘・弘江と二人で京都に移り住み、ごくわずかの知人以外とは一切の連絡を絶って（2）、ひっそり暮らしていたこと、葬儀は一〇人ほどの列席者だけで行われ、上原自身の遺言によってその死が伏せられていたこと、などが主な内容である。住んでいた京都宇治の家の表札には「高宗」（上原家が代々営んでいた悉皆業の屋号）と書かれ、上原は「高島宗助」という変名を使っていたという。上原の晩年を描写する言葉として新聞・雑誌に並んだのは、「消息不明」「隠遁生活」「孤独」「不信」といった語であった。

　戦前はドイツ中世史研究を中心とする学究として、アカデミズムの世界に自らを囲い込んでいた上原は、戦後、数々の要職を務めながら、講演や一般向けの著作を通じて広く国民・大衆に向けて語りかけ、政治や社会、文化、教育の広い範囲にわたって積極的に発言を続ける知識人として活躍した。六〇年安保闘争でも文化人サークルの中心にいた上原の深みと重みのある発言にはファンも多く、彼の著作は全共闘世代の学生たちにも広く読まれていたという（末木、二〇一〇。最首、一九七〇）。しかし、一九六四年までにすでに一切の公職から身を引いていた上原は、妻の死とそれをきっかけとする京都移住によって、ほとんどの人々の前からその姿を消した。一九七〇年代になってからもその著作はいくつか出版され、少数の人々には注目されていたとはいえ、彼の死が報じられた七〇年代末にはすでに半ば「忘れられた思想家」であった。

　しかし、こうした時代の流れに抗して、この稀代の思想家の遺した著作は、その遺志を受け継ぎ、後世に伝えようとする娘・上原弘江の文字通り全身全霊を傾けた編集作業によって、一九八七年から『上原専禄著作集』（評論社）として刊行され始め、華やかに活躍していた頃の上原をまったく知らない人々にも、著作を通じて彼の思想に触れる機会が広がった。近年では、上原が『死者・生者』（未来社、一九七三年。**著16**に再録[3]）で展開した独自の「死者」論に注目し、それを「時代に先駆けすぎていたために、正当に評価されることなく埋もれていた」と評する末木文美士や、上原の生涯にわたる思想の展開を詳細に跡づけた諸論文を発表している片岡弘勝をはじめ、専門分野を異にするさまざまな研究者の間で、上原の思想を再評価する動きが見られつつある（末木、前掲書。片岡、二〇〇五、二〇〇九。

子安、二〇〇六。櫻井、二〇〇三など）。

本章は、妻の死以降の上原晩年の思想を、本書のタイトルにある「いのちの思想」の一環として、日本における生命倫理（学）や死生学の先駆をなすものとして読み解こうとする試みである。おそらく、本書の読者にとって、第一章から第四章で論じられる四人の思想家のうち、上原専祿は、もっとも生命倫理とは縁の遠い人物であると感じられるであろうし、管見の限り、これまで生命倫理との関係で上原の名が語られたこともない。しかしながら、妻の死をきっかけに彼が公にした医療批判は、けっして単に特定の医師や病院を告発するためのものではなく、医療が患者あるいは市民、社会にとってどのようなものであるべきかについての省察を含んでいるばかりか、私たち一人一人の「生命」「いのち」を軽視する社会のあり方への根源的な批判が展開されている点において、生命倫理（バイオエシックス）にきわめて近いところにある。また、同時に上原が展開した宗教批判と、既成の宗教教団やその教学とは距離をおきつつなされた宗教研究（日蓮を主とする、鎌倉仏教の祖師たちの思想研究）、そしてはっきり「宗教的」と言いうる上原自身の生き方は、今日「スピリチュアリティ」といった言葉によって示されるような、既存の宗教とは異なった形での霊性探究のあり方の先駆とも見なせるだけでなく、特定の宗教の立場からではなく、人間の死生における宗教的な次元への自覚を含み込んだ形で、あまりにも世俗化された既存の生命倫理（学）の問いを拡充する際のヒントにもなりうるものである。

一　妻の死と上原の医療批判

「一九六九年四月二十七日午後一時二十九分、妻利子は東京都杉並区阿佐ヶ谷一―七、河北病院の内科五一二号室で死去した。一九〇四年七月四日の生誕であるので、世寿六十四歳九ヵ月余を数えたことになる。」

上原が『死者・生者』の末尾においた、六「死者と共に生きる――あとがきに代えて」は、このようないささか即物的ともいえる記述で始まる。上原は、妻が自然に死んでいったのではなく、医師たちによって、そしてそうした医療を可能にするような社会によって「殺された」のだと主張した。「あとがき」に代えるにはあまりにも長大な上記の文章（**著16**、二八一―三四三頁）は、妻の病気とそれに対する医師たちの対応を丹念に記録し、跡づけたものであり、上原によれば、明らかに医師たちの言動のなかに存在していた「医療過誤」と「生命の蔑視」の諸事実とその問題構造を検証し、客観的に認識するという作業に充てられている。まずは、上原の記述にしたがって、利子の死に至るまでの経過をざっと見ておこう。

1　妻の病気と死、それをめぐる医師たち

ここで、直接上原による非難の対象となっている医師は主として三人、すなわち、以前から上原家の家庭医であった開業医のＭ医師、Ｍ医師からの依頼によって数回にわたって利子を診察した東京大

学医学部第一内科の吉利《よしとし》和《やわら》教授、および利子が入院し、そこで死を迎えることとなった河北病院のK院長である（上原はすべて実名を挙げて記述しているが、吉利以外の人物は本書や本章にとって重要ではないので、ここではイニシャルで表記する）。

一九六八年九月、上原夫妻はM医院にて武蔵野市所定の成人病検査を受けたが、その約一カ月後、利子のレントゲン写真において肋膜右下部に影があることが告げられ、M医師は肋膜が悪いとして、安静を命じた。しかし一一月には再度のレントゲン検査で、病変は肋膜ではなく肝臓にあることが告げられた。その後一カ月あまりにわたって、M医師は家庭医としての定例的な来診を三度行い、利子も一度は医院を訪れて受診したが、肝臓の病変についてはいかなる治療上の措置も、療養上の指導も行われなかった。利子は一二月に入って、右側腰部を中心に激痛を訴えたが、二日間で痛みが治まったこともあって、単なる神経痛ぐらいにしか考えなかったという。M医師にこのことを告げても「今後痛んだら連絡して下さい」と言われただけであった。その後、年末に専禄自身が肺炎で倒れ、ほぼ毎日M医師の来診、治療を受けることになるが、そのうちのある日、M医師は娘の弘江に、「お母様は肝硬変の初期です。しかしご本人にいうと気にしますよ」と告げたが、予後については「一、二年で体力が落ちてねぇ……」と突き放すように言っただけで、その後も何ら治療措置は講じられなかった。翌一九六九年になると、利子の痛みが続くようになったため、M医師のすすめによって、東大医学部の吉利教授の診察を受けることになる。[4] 吉利はM医師から送られたレントゲン写真や血液検査のデータを見た上で「（病変は）不急のものであるが、近日中に診察したい」と伝え、二月に上原家を訪れて利子を診察した。吉利は投薬の指示を与えただけで、M医師は「今後は吉利先生の助手にしていただいて」などと口先では言っていたものの、吉利の処方による内服薬を置いていっただけで何もしてくれぬまま、利子の病状はどんどん悪化していった。約一カ月後、血液検査等の結果、利子は肝臓癌である危険率が五五パーセントであるとの吉利の意見が、M医師を通じて家族に知らされた。この時以来、M医師の態度は、「医療放棄」からさらに「患者放棄」へと変化していった。たまりかねた家族は、今度はM医師をとばして直接吉利教授の来診を仰いだところ、利子の衰弱のひどさを見て驚いた吉利は、即刻河北病院を紹介して入院、精密検査を勧めた。同病院に入院した利子は、さまざまな検査を受けるが(吉利も二度にわたって来院し、診察及び院長、医師との協議を行っている)、治療らしきものはほとんどなされず、劣悪な看護体制のまま、利子はますます衰弱していき、入院後一カ月を待たずに帰らぬ人となった。病院で直接治療にあたった二人の医師はそれなりに誠実に患者に対応してくれたようだが、K院長は(吉利教授の来診に対する)経営者としての体面を保つためにのみ診察を行っただけで、医師としては何もしてくれなかったばかりか、利子の死の前日、廊下で会った弘江を呼び止めて「明日の朝までだねぇ。ああひどくちゃねぇ」と診断を聞かせた上、「なんとかお願いします」ととりすがる弘江に対して、「だめだねぇ。×××を注射すれば一遍だよ」と突き放したという。

以上が利子の死に至るまでの過程であるが、上原による経過記録だけで見る限り、たしかにひどく冷たい、非人間的な医療であるとの印象を受けるとはいえ、最初のレントゲン検査の結果をめぐるM医師の誤診で手遅れになってしまった可能性を除けば、明白に「医療過誤」と呼べるようなものは見出しにくい。一九六〇年代末の日本において、ホスピスや緩和ケアといった概念が影も形もなかったのはもちろんのこと、絶対的な存在であった医師には、患者や家族に十分な説明を行わなければならないという意識もなかった。当時、治る見込みのなくなった患者や家族が放置されるというこのような光景はきわめてありふれたものであっただろう。

上原はこのような医療、医師のあり方に「生命の蔑視」を見た。それは、本書の「序にかえて」で筆者が用いた言葉によれば、むしろ患者の「生活」や「人生」の蔑視というべき事態であろう。注意しておかなければならないのは、上原が「妻は医師たちによって殺された」のだと言うとき、それは必ずしも、「医師たちの誤診やミスがなければ妻は死なずに済んだ」と言っているわけではないということだ(もちろんその可能性があることは疑われているにしても)。たとえ、利子の病気が悪性のもので、死は避けられなかったにせよ、医師たちによる冷たく、非人間的な医療が、本人にも家族にも余計な苦しみを与え、死に至るまでの両者の生活や人生を納得しがたいものにしてしまったこと、その死を「人生で出会う自然かつ必然の課題」としては受けとめられないような形で、死んでも死に切れない苦境へと両者を追い込んでしまったことを、上原は糾弾しているのである。

「死者と共に生きる」のなかで上原が検証しようとした三つの問い、すなわち「一、病妻にとって医師の「診察」とは何であったか」「二、病妻にとって医師の「治療」とは何であったか」「三、病妻にとって病院の「診療」とは何であったか」という問いは、診断、治療、看護だけでなく、患者に対する医療者の姿勢を含めて、いったい医療というものが「患者にとって」何であるべきなのか、という問いに基づいている点において、すでに生命倫理の問いにきわめて近いところにあると言えよう。

2　上原とバイオエシックスとのニアミス

上原が、あまりにも納得しがたい妻の死にざまを自分自身で検証しようとこうした作業を行っていたのとまさに時を同じくして、米国においては「バイオエシックス」と呼ばれる新しい運動や学問が興りつつあった。上原が直接そのことを知っていたふしは見られない。また、その後、日本にバイオエシックスを紹介・輸入しようとするさまざまな人々の活動に、上原が影響を与えた形跡もない。にもかかわらず、単に上原の医療への問いかけが今日の生命倫理のそれにきわめて近い性質をもっているというだけではなく、上原とバイオエシックスの間には、著名な二人の人物を介して、ニアミスとでもいうべき興味深い関係が見出される。

その一人は、医事法学の権威として名高い法学者、唄《ばい》孝一(一九二四―二〇一一)である。一九七三年八月一六日の上原の日記には、「《死者・生者》の〈あとがき〉のために、医療批判の書物を枕辺に用意する」、同月一八日の日記には、「唄孝一氏著《医事法学への歩み》を読み始める、これは真剣な本だ」との記述が見える。唄は早くからバイオエシックスに注目していた法学者でもあり、上原が読んだ『医事法学への歩み』のなかの第一章「医事法の底にあるもの――一つの思想的状況」の「I　治療行為における患者の承諾と医師の説明」において、西ドイツにおける判例とその学説を紹介しながら、すでに治療における「患者の自己決定権」やその尊重に言及するとともに、今日、「法理としてのインフォームド・コンセント」と呼ばれるような考え方、すなわち、患者の身体への医的侵襲行為が正当化されるためには、原則として医師による十分な説明とそれを理解した上での患者の承諾が必要である、という考えを提示している（唄、一九七〇）。

上原とバイオエシックスをつなぐもう一人の人物は、上原が妻の死に責任のある医師の一人として名を挙げた東京大学医学部教授、吉利和（一九一三―九二）に他ならない。もっとも、吉利に対しては、上原は好意的に語っている部分もあり、特に東大学生闘争で多忙の中、計五度にもわたって自宅及び入院先の病院に来診してくれた厚情には深く感謝している。しかし、吉利が、M医師が自分の医療放棄を正当化するために彼に吹聴した内容をそのまま真に受けたことを知った上原は、その「あまりに素朴な同職意識」に「たまげてしまった」と述べている（**著16**、三二五―三二六頁）。また、利子の死の二日前に吉利が病室を訪れて診察した際、ベッドの側で大声で「困りました。お役に立てなくて申しわけありません」という実質的「死亡宣告」を行ったことについても、「「教授の意識」が身につくと、吉利氏のような好紳士の場合でさえ、「患者の意識」というものに、こうも無頓着になるものだろうか」とその驚きを記している（同、三三六頁）。

吉利和は腎臓病学の権威で、東大退官後は、浜松医科大学長、日赤医療センター院長を務めた。一九七〇年、吉利は日野原重明らとともに、福岡で開かれた日本内科学会に参加するため、ハイジャックされた「よど」号に乗っており、動揺する乗客の健康状態を冷静沈着にチェックして、無事帰還した人々から感謝されたことはよく知られている（「蓋棺録」『文藝春秋』一九九二年一二月号、四六二頁）。吉利が、本書の第三章で論じられている中川米造と二人で、共著『新医学序説』を出版していることも興味深いが（吉利・中川、一九七七）、何といっても注目せざるを得ないのは、吉利が一九八八年に、日本生命倫理学会と並ぶ全国規模の組織として立ち上げられた「生命倫理研究会」の初代会長となっていることである。この事実については、本書の第五章で香川知晶も取り上げているが、そこで引用されている木村利人《りひと》との対談において吉利が顕わにしている、旧来の医師に特有な権威主義的態度に照らし合わせて見ても、その後の吉利に何らかの変節があったのかどうかは、興味深いところである。また、吉利は、後に彼が編集した『医師の生命観』のまえがきの中で、次のように書いている。「生命論はもっとはげしく展開してもらいたい。そのためには非難に耐える必要がある。私も、一時は、もう医者をやめようかと思ったことさえもある。そういう形での人身攻撃ではなくて、「論議」と非難を分けて主張してもらいたい」（吉利編、一九八七、四頁）。

　こうした事実は私たちの想像をかき立てるものの、管見の限り、吉利は、上原専祿のことやその妻を診察したことについては何も語っておらず、後に吉利が生命倫理に関わるようになったことや、上記のような文章を遺していることと、上原の著書のなかで彼が実名を挙げて批判されていることとの間の関係については、不明であると言うほかない。ここでは一つの事実だけに注目しておこう。上原は、「死者と共に生きる」のなかで書いているように、当初、妻の死をめぐる医学的な立場からの検証作業を吉利自身にやってもらいたいと考え、そのことをある共通の知人を介して、吉利に依頼している。吉利がこの依頼に応じなかった理由は明らかではないが、いつまで経っても連絡をくれない吉利に対して、次第に上原は「教授は多忙を口実に逃げているのではあるまいか、と疑うようになって」いき、妻の霊前で夜毎の読経をしているときに、「お父さん、もう止めときやす、吉利さんはそんなことのできるお人やない。もう追いかけるのはお止めやす」という妻の声を聞いたような声がして、そのことを断念した、と語っている（**著16**、二八五―二八六頁）。「死者と共に生きる」の執筆という形で、上原は医師であり医学者である吉利に代わって、自前で、妻の死をめぐる事実経過を検証しようとしたのである。吉利は、それをどんな思いで読んだのだろうか。

二　妻の死と上原の喪の作業

1　困難な悲嘆

上原にとって妻の死は受け容れがたく、納得できないものであった。彼は既成の仏教宗派による葬儀によらず、故人を仏の世界に送り込むための引導や教訣を欠いた、自己流の告別式を執り行って、亡き妻を見送った。彼の告発と批判は、妻を苦悶に満ちた死に追いやる原因となった医師や医療に向けられただけでなく、そのような医療や、社会における「生命の蔑視」によって引き起こされているこうした理不尽な死を、あたかも「自然な死」であるかのように容認し、「寿命だから仕方がない」と家族を諦めさせ、死者をあの世に送り出す働きをしている宗教者(仏教者)や宗教にも向けられたのである。「いまの日本人は、一方ではお医者さまに殺されて、他方では坊さんに、簡単に浄土や極楽に持っていかれている」「医者と坊主のなれ合いだ」と上原は言う(著16、二六頁)。いわば、医療の側の「生命の蔑視」と宗教の側の「死の安易な容認」がセットになって、私たちは本来の自然な「死」という人生の課題から疎外され、自らの死を自らのものとして死ぬこともできないような、死んでも死に切れない苦境に追い込まれているのだ。このことこそ、上原が妻の死を通して痛感させられた現代日本人の死生の現実であった。

そして、上原にとって、この実感に徹底的にこだわり続けることこそ、亡き妻とともにその後の人生を生きること、妻がその死をもって遺した重い問いに責任をもって応答しながら、生き続けることに他ならなかった。「私は少なくとも、簡単に、妻の死というものをあきらめるわけにはいかん。いわばこだわっている。むしろこだわってこだわってこだわってこだわり抜いてやろうというか、うっかりあきらめてはいけないし、また、妻も簡単に成仏してくれても困る。簡単に往生してくれても困る」（**著16**、一九頁）。「こだわる」という語が「些細なことに必要以上に執着する」という否定的な意味しかもたなかった時代において、七〇歳を過ぎ、しかも幼いころから仏教的な素養を深く身につけていた上原がこのように言い切るには、どれほどの思いが込められていたことか、想像に難くない。

『死者・生者』の冒頭に置かれた、一「過ぎ行かぬ時間」のなかで、上原はこうも書いている。「妻に死なれてみると、その死んだ時点で、時間の歩みというものが止まってしまったんです……!（中略）……つまりほかの諸事物は、どんどん時間とともに流れていくのに、妻が死んだという事実とそれにかかわる諸事物とは流れないいんですね」（**著16**、一五頁）。

「そこで時間が止まってしまっている」というこの感覚は、かけがえのない人を失った死別体験者がしばしば口にするものである。通常の死別体験の場合、こういった感覚は一時的なものであり、亡くなった人の死を十分に悲しむプロセス（grief process）のなかで自然に消滅していくことが多いが、他方でこうした感覚が持続し、場合によっては病的な悲嘆に陥る死別体験者もいる。その多くは、まったく予期せぬ突然の死、子どもや若者の死、自殺や他殺による死、事故死、医療過誤による死、などのように、遺された者にとってその死が納得、受容しがたいものであるようなケースである。こうした場合、遺された人々が亡き人の死を悲しみつつ、それを徐々に受容していくための悲嘆の作業(grief work)が非常に困難かつ複雑なものとなってしまうことが多い(打出・安藤、未刊)。

上原による妻との死別体験は、まさにこうしたケースに当てはまる。防げたであろう事故や他殺、いじめなどによる自殺、あるいは医療過誤によって愛する家族を亡くした人々によく見られるように、「時間が止まってしまっている」というこの感覚は、たとえば亡くなった人の部屋をずっと当時のままにしておくとか、食卓では必ずその人の席が設けられ食器が並べられる、といった形で自覚的に表現されることもある。また、そうした遺族たちが、亡き人の遺骨や遺影とともに、裁判に臨む姿もしばしば見かけられる。このような場合、その人を死に追いやった原因やその責任の追及、同じような被害にあった人々との連帯や彼らへのサポート、同じような不幸を再び繰り返さないための社会的活動、といったものが、無念な死を遂げた死者から自分たちに課せられた義務であり、自分たちはその「死者」と一緒に闘っているのだという意識に支えられていることもしばしばである。悲嘆の困難に直面した遺族たちのこうした心理やそれを克服していくための努力や活動もまた、上原にぴったりと当てはまる。野田正彰の言葉を借りれば、そのように「死者の遺志を社会化する」こと(野田、一九九七)、すなわち死者の思いを(彼らに支えられつつ、彼らと共に)社会のなかで実現していくことこそ、遺族の「悲嘆の作業」の一部であり、かけがえのない人の死を無駄にせず、意味あるものとするための自覚的な「喪の作業」[5]となるのである。

2　上原が妻への回向として自らに課した作業

幼少時から仏教経典や日蓮の著作に親しみ、独自の仕方で仏教を研究してきた上原は、そうした亡き妻との共闘としての喪の作業を「回向」と呼ぶ。「死んだ妻のために回向をするということが、一つ残っているだけなんですね。これが生き残っている人間と、死んだ人間とをつなぐ唯一の道みたいなものなんで、……だから回向において生きていくよりほかに、もう生きようがないんです」(**著16**、二一頁)。

「回向」とは、自らの積み重ねた功徳《くどく》を相手に差し向けて与えることを表す仏教用語であり、死者に向けられる回向とは、通常は死者の成仏を願ってなされるもののことである。しかし、上原が妻のためになそうとする「回向」とは、彼が批判し、拒絶した仏教僧侶たちによる葬儀や法事におけるような、死者を成仏させ、あの世に送り込む(追いやる)儀礼的な行為とは正反対のものとなる。ある意味で、死者をこの世に呼び戻し、迎え入れること、無念にも亡くなっていった死者の声を聞き取りながら、その死者と共にこの世界を変え、歴史を作り上げていくことこそ、上原にとっての「回向」の作業に他ならなかった。その全貌はとらえきれないものの、歴史学者であり、自らの思想を広く世に問うてきた上原が妻への「回向」としてなそうとした作業の核は、妻が「殺されて」いくという痛ましい経験のなかに彼が見た「生命の蔑視」という社会的現実を通して、これまでの自分の生き方と自分がやってきた仕事を徹底的に再吟味、再批判することにあったと言ってよいだろう。このことは、上原が妻の死以降になそうとした研究、執筆計画によっても裏づけられる。一九七〇年代、彼の死に至るまでの五年間に実際に上原が刊行した著書は、(1)『歴史的省察の新対象 新版』(一九七〇年、未来社刊、**著15**に再録)、(2)『死者・生者——日蓮認識への発想と視点』(一九七四年、未来社刊、**著16**に再録)、(3)『クレタの壺――世界史像形成への試読』(一九七五年、評論社刊、**著17**に再録)の三つであり、これらの著作の冒頭にはいずれも、亡き妻、利子の霊前への献辞が記されている。[6] (1)は一九四八年に弘文堂より刊行された同名の著書の新版であるが、そこに旧版にはなかった「個体生命の価値」という短い論文(第二次大戦直後の一九四七年初出)を上原が追加していることなど、明白に妻の死の経験と結びついていると推測できる変更があることにも注意したい。娘・弘江によれば、もともと専祿は、亡き妻のために「三つの墓標」をたてる心づもりであったという。第一の墓標が上記(1)の『歴史的省察の新対象』であり、第二の墓標が上記(2)の『死者・生者』であるが、第三の墓標は、上原が出版を準備し、生前にほとんどの編集作業を終えていながら出版社との関係から未刊に終わった『世界史認識の新課題』[7]である(**著16**弘江あとがき、五六七頁)。さらに、一九七三年二月二七―二八日の上原の日記には「いつまで生きられるか分からぬが、以上のように回向の作業が進行すれば、ありがたい」として、大作『日蓮とその時代』[8]をその締めくくりとする一九八〇年に至るまでの著述作業の予定が書きつけられている(同、三八一―三八二頁)。

このように、妻の死以降にすべての文章が書かれ、直接に妻の死のことが語られている『死者・生者』だけではなく、彼自身が亡くなるまでの五年余りにおける上原の全著作(そのほとんどは旧著の再版、再編である)、そればかりか執筆計画のすべてが、亡き妻への回向(=上原自身の自覚的な喪の作業)としてなされているということができる。

三　妻の死は上原の思想に何をもたらしたのか

したがって、妻の死が上原の思想に何をもたらしたのかについて、厳密に語ろうとすれば、利子が亡くなってから上原が亡くなるまでの間に書かれたすべてのテキスト（旧著の再版を含む）と上原の日記、メモ（その一部は弘江によって、著作集の編者あとがきにそのまま引用されている）を逐一検討しなければならないこととなる。ここではそうした余裕はないので、上原の晩年の主著であるとともに、妻の死をめぐる上原の思索が直接に語られている『死者・生者』における記述のみをもとに、それを跡づけてみたい。

1　歴史のなかにあって歴史を超えるもの

先に述べたように、「愛する者の死とともに時間が止まってしまっている」という感覚は、死別体験者、とりわけ納得のいかない形で愛する者との死別を余儀なくされた人々にしばしば見られるものである。上原は、妻の死をめぐるこうした感覚を通して、それまで自分が歴史学者として歴史について語ってきたときとは異なった感じ方、ものの見方をするようになっていることに気づく。それは、「歴史のなかに出てきた事柄でありながら、少なくとも歴史的時間・歴史的空間にかかわらないで、一つのことを見るという見方、つまり歴史のなかにいながら、歴史にかかわりなしに、あるいは歴史を超えたものとして、そのものを見る見方」である。こうしたまなざしは、「キリスト者が、キリストの死というものを考えたり、仏教者が仏の涅槃《ねはん》というものを考えたりすることと同じじゃないだろうか」と上原は言う(著16、一五頁)。「いわゆる歴史家とか、歴史学者というものが、あらゆる事物を時間の経過のなかに流してしまうという考え方をしているのは、事物の真実という、いちばん大事な点をネグっているということじゃないのか」。本来、歴史学者というものは、「歴史のなかに生きながら歴史を超える、あるいは超えたものの存在を自覚し、意識して、それと歴史的なものとのかかわりを考え」るべきではないのか。

もっとも、上原はかなり以前から、(歴史学者としての)「学問」や「研究」を超えるものとして、歴史化・相対化に抵抗し、それを超越するものとして、「倫理」や「宗教」の世界が存在する、という自らの感覚について語っていた。たとえば上原が還暦を迎えた一九五九年に書かれたエッセイ「学問以前の話」のなかで、彼は養父による厳しい倫理的・宗教的教育に触れつつ、戦前における自分の「学問」観について、次のように書いている。「認識としての「学問」の世界の外に、たぶん「学問」に優先するものとして、行為としての「倫理」の世界というものが儼存《げんそん》するのだ、という印象を子どもの時からもたされた」(著24、一六〇頁)。「「学問」の営みとしては、「倫理」や「宗教」をも相対化する努力はやったのだが、その相対化を徹底させることは出来ないで、どこかに相対化に抵抗し、それに超越するものとしての「倫理」や「宗教」が残るのだった」(同、一六一頁)。

したがって、妻の死を通して上原が思い知らされたのは、自らもまた、そうした「歴史を超える」ものとしての「倫理」や「宗教」と「歴史的なもの」とのかかわりを徹底的に考えることを怠ってきたということ、そしてそのことは、現代の日本社会における「生命の蔑視」という根本的な事態に対する自らの認識を曇らせ、それとの思想的格闘を不十分なものとしてきたということである。妻をあのような理不尽な「死」に追いやってしまった責任は、医師たちや日本社会だけにあるのではなく、自分自身にもあるのだ。『死者・生者』の冒頭に置かれた「過ぎ行かぬ時間」は、以下の文章で結ばれている。「いままでわからなかったことが、なにか少し薄く、ぼんやりとわかるような気になってきた。そのためには、妻を殺さなければならなかった、まあ、そんなところなんです」(著16、二九頁。傍点筆者)。「殺されなければならなかった」ではなくて、「殺さなければならなかった」と上原は書いた[9]。自らの書いた原稿やその執筆のためのメモ、校正ゲラをすべて保存し、いかなる時でも念入りに校正を行っていた上原のこと、これは断じて誤植ではあるまい。

2　裁く死者との共闘

『死者・生者』の二・４「死者が裁く」の冒頭において、上原は次のように書く。「今日の日本社会というものは、どうやら生者だけの世界になっている、あるいは、そうならせようとしているように見える」(著16、四二頁)。社会とは生きている人間だけが市民権をもっている世界のことであるという常識のなかに、彼は「一切のものを散文化させ、無機物化させ、断片化させずにはおかぬ「近代化」の思想と動向の醜悪な産物の一つを見出す思いがする」と述べている。先に見たように、上原にとって亡き妻への「回向」とは、死者をあの世に送り出すためのものではなく、逆に死者をこの世に迎え入れるためのものであった。そうして死者との共存、共闘を説く上原の思想は、「もっとも深いところからの近代批判」(末木、二〇一〇、二〇七頁)となる[10]。

もっとも、近代以前の人類の歴史を見てみると、そこには一方で生者と死者との共存、共闘の観念や事態が見出されると同時に、そのような観念や事態に一見逆行する事象も見出される。その典型例として、上原は「死者審判の観念」を挙げている。死者がその生前の所業によって審判の対象とされることは、「生者にとっての規範を死者のあり方についても妥当させていく」のであって、「生者の世界に死者を迎え入れようとする前段の情況に逆行するもののようにみえる」（著16、四四頁）。しかし、少し熟考してみれば、「内実においては、死者審判もまた此岸《しがん》の世界における生者と死者との共同作業の一つの屈折したかたちに他ならない」と上原は言う。なぜなら、生者を支配する規範が徹底化されたかたちで死者にも適用されることを観照することによって、「生者の規範はいっそう高度で、いっそう切実な規範性を此岸の世界で獲得する」ことになるからである。

ここまで説き進めた上原は突然、妻を死者としてもつにいたった自分の生活経験に即していうと、「審判の対象などではぜったいにありえず、逆に審判の主体として永存する、そのような死者もある」と語り出す。さらに、そのような妻との共闘の実感を通して、上原は「今まで観念的にしか問題にしてこなかった虐殺の犠牲者たちが、全く新しい問題構造において私の目前にいきいきと立ち現れてくる」と言う。アウシュビッツやアルジェリアで虐殺された人たち、日本人が虐殺した朝鮮人や中国人、広島・長崎での原爆で虐殺された日本人等々、同じように「審判者の席についている」としか思えないこうした人々との共闘はいかにして可能なのか。「死者が裁く」は次の文章で結ばれる。「いずれにしても、死者に対する真実の回向は、生者が審判者たる死者のメディアになって、審判の実をこの世界であげてゆくことのうちに存するのではあるまいか」（同、四五頁）。

妻を「殺さねばならなかった」と書いた上原が、彼らの審判の対象として自らを含めていなかったとは考えられない。ここにおいて、「死者との共闘」という上原の考えは、無念な死をとげた亡き妻の「遺志の社会化」を通して、そしてそれを超えて、現代社会における「いのちの思想」(11)と呼べるものへと展開している、ということができよう。

3　日蓮研究への没頭

さて、厳密な意味では上原晩年における唯一の新著と言える『死者・生者』は、「日蓮認識への発想と視点」という副題がついているように、妻の死をめぐる実感から「裁く死者との共闘」という思想が開陳され、さらにそれらが日蓮の諸著作の解釈の問題へと展開している（三「誓願論」、四「日蓮身延入山考」、五「死者と日蓮」を合わせると、この著作のほぼ七割近くを占める）。それにしても、なぜ妻の死の経験が日蓮解釈へと展開していくのか。少し長くなるが、この書の序における上原自身の説明を引用してみよう。

「偶然的情念に過ぎぬかもしれないような、亡妻と私との共存・共生・共闘の生活感覚が、やがて歴史的・社会的な必然的理念にまで定着させられ、深化させられてゆくためには、思索と観察と行動による検証の積み重ねが必要とされた。私はその検証の最初の手がかりを、問題の新しさに応じた新しい発想と新しい視点における日蓮認識の諸作業のうちに見出そうとした。なぜなら、日蓮とは、私にとっては、私が私自身を知覚する以前において、すでに私に与えられていた擁護者的聖者であり、私の生涯のあらゆる時期において私の質疑に解答を与えようとしてくれた教師的人格であり、苦境と難局に私が遭遇する毎にそれらを克服する視点と方策を私に示唆してくれた導師的存在であるからである。」（著16、四―五頁）

上原の生涯において日蓮がなぜそのような決定的な存在であったかという背景については次節で触れることにし、ここでは『死者・生者』において展開されている日蓮解釈と、晩年の上原が残りの生涯のすべてを捧げようとした亡き妻への「回向」という作業が、どのように連関しているのかということだけに焦点を絞ることとしよう。先に見たように、上原は、妻の死をめぐる自らの体験を通じて、人々の死、とりわけ無念にも殺されていった人々の死を、あきらめさせ、死者たちをあの世に送り込むための儀式を淡々と執り行う日本の伝統仏教の僧侶たちを厳しく批判した。上原は、日蓮の手紙を読み直すことによって、日蓮が死者とその遺族に対して、そうした現代の僧侶たちとは正反対の態度をとった仏教者であったことを見出す。「少なくとも死んだ人間を悼むことに対して、日蓮は、その近親者の気持のなかにはいり込んで、悲しくてとてもお悔みすることはできないという立場に立つので、説教めいたことはいわないんです。日蓮のたくさんの手紙を読むと、日蓮は近親者を失なった人に対して、早く悲しみをこえるようにということは教えないで、一緒に悲しんで、もっと悲しめ、もっと悲しめといっている」[12]（著16、一八頁）。こうして日蓮は、妻の死を悲しみ続け、それにこだわり続ける上原の支えとなるだけでなく、妻への回向を現代日本社会という歴史的な場において実修し、闘い続ける上原自身にとっての模範となる。

たとえば、三「誓願論」では、日蓮の『開目抄』における三大誓願――「我日本の柱とならむ、我日本の眼目とならむ、我日本の大船とならむ」――が問題となっているが、上原はそれを『法華経』

における三段の誓願――教主釈尊の誓願、諸菩薩の誓願、二乗の誓願――と関係づけつつ、日蓮が「釈迦如来の誓願の、歴史の場における代理者、それのメディアとして自己を意識」していたのではないか（著16、九二頁）と述べ、闘う仏教者としての日蓮の姿を浮き彫りにしている。明らかに、そこには、亡き妻をはじめとする現代日本において殺されていった死者のメディアとして回向を実修しようとする上原自身が重ね合わされている。また、四「日蓮身延入山考」は、晩年の日蓮が鎌倉を去って身延《みのぶ》に入山した理由をめぐる考察であるが、上原はそこに、山林への隠遁という自然的権利や、「国家諌暁《かんぎょう》」を三度遂行しても受け入れられなかったという理由だけでなく、「仏法中怨からの免責」という理由があったとする。すなわち、謗法《ほうぼう》の者を放置することは怨として呵責されるため、日蓮が鎌倉を去って身延に籠ったことは、「遁世」という語で表されるような諦めや逃げの姿勢ではなく、逆に「自然死としての老死を避けて、「國主にあだまれて」の殉教死を選ぼうとする者の、主権者を向うにまわしての捨て身の闘争宣言」なのだ、と上原は述べる（著16、一六〇頁）。ここにも、東京を去って京都でひっそりと暮らしつつ、死者との共闘を徹底的に戦い抜こうとする上原自身の姿が重ね合わされていることは、言うまでもあるまい。

もちろん、上原自身の主体的、実践的な問題関心を強く読み込んだこのような日蓮解釈（上原はそれを「身読」と呼んだ）は、実証的な歴史研究や思想研究としてはあまりにも主観的すぎるとして批判を受けるかもしれない。しかし本章の観点からそこに見るべきものは、日蓮のそれに重ね合わされている晩年の上原自身の思想であり、生きざまであろう。だとすれば、上原自身の晩年もまた、大学改革や戦後の教育運動・平和運動に敗退し、絶望したための「隠遁生活」などではなく、彼の生涯にわたる闘争の続きであり[13]、その最終幕としての「捨て身の闘争」であったと言えるのではないだろうか。

四　上原の宗教批判とその文脈

1　上原の宗教的背景

ここで、上原の生涯にとって日蓮がかくも重要な存在であったことについて、彼の幼年時代まで遡って簡単にふり返っておきたい。京都で悉皆業を営んでいた上原家は代々、熱心な日蓮宗の檀家であった。一九〇六年、数え年八歳で父を亡くした専三(専禄の幼名)は、松山で薬屋を営む伯父・宗兵衛とコマ夫妻の養子となる。この養父・宗兵衛の考えによって、幼い専禄は『法華経』の真読と観世流謡曲の稽古に通わされた(**著17**、二六八頁)。松山中学校に入学後も、専禄は漱石やシェイクスピアと並んで、「養父の強い要請で『法華経』の他、『日蓮上人御遺文』の読書」を続けるとともに、自ら進んで田中智学(一八六一―一九三九)による日蓮主義の講演や論述も読んだという。実は、この養父・宗兵衛は、その田中智学が率いる法華宗系在家仏教団体「国柱会」の熱心な会員であった[14]。聡明で勉強熱心な専禄少年は、田中智学から特別に目をかけられたようで、「大正研究の一つの発想」という報告原稿(一九六一年、**著18**所収)のなかで上原は、「田中智学から、[お前は]よく出来るやつであるから国柱会の仕事を一生手伝うがよろしい」といったことを言われた、と書いている([　]は筆者の補足)。しかし、専禄は「国柱会の日蓮主義がどこか大風呂敷をひろげすぎる」と感じたようで、あまり国柱会には深入りせず、青年時代は本郷の求道会館で浄土真宗の説教師、近角常観の講演を聞いたり、円覚寺で古川堯道老師について座禅をしたり、後に一燈園を創設する京都の西田天香が出した雑誌『光』に興味をもって奉仕生活を学んだり、といったように、特定の宗教教団や宗派に属することなく、広く仏教やその周辺に関心をもち、学んだようである（**著18**、一八頁）。

もっとも、上原自身もまた、長い間、国柱会の会員であったことはたしかである。その間、上原が国柱会のなかでどのような位置にあったのかはわからないが、国柱会の新聞・雑誌に上原が寄稿したものとして、現在はっきりと確認されているのは、一九一八年（上原の学生時代）に『国柱新聞』二二四号以下に連載された「貧乏に就て」（大谷、二〇〇一、二七七頁参照）、および戦後、国柱会の雑誌『真世界』に掲載された二つのエッセイ「人類感情と宗教」（一九五一年、**著6**および**著26**に収録）、「日蓮を現代に生かすくわだて」（一九五七年、**著26**に収録）のみである。国柱会は戦前、天皇の法華経帰依による宗教革命への志向や、その「仏法＝国体」論による超国家主義、日本による世界統一を唱える汎日本主義で知られた団体であり[15]、上原が直接にそのことを批判した文章は残っていないものの、彼とは思想的に相容れない要素が多い。娘・弘江が「父は、「祖父の言うことは全部聞く」という方針であったから、祖父の望む通り、われわれ家族は「家族会員」として、国柱会で営まれる大法要の折などは、わざわざ松山から上京してきた祖父ともども、参列したりしたのであった」（**著18**弘江あとがき、四五二頁）と書いているように、上原が早くから田中智学の日蓮主義には違和感を抱きながらも、（距離をおいてではあれ）国柱会の会員としてとどまり続けたのは、養父との関係が大きかったのかもしれない。実際、上原が「自分の好きな仕方で日蓮の研究がしたいから」との理由で、国柱会宛の退会届を提出したのは、養父・宗兵衛の十三回忌を終えた後(一九五七年)のことであった。

国柱会だけでなく、伝統的な日蓮宗の諸派に対しても、上原はずっと距離をおき続けていたようだ。もちろん、日蓮宗系の教団や寺院から講演に招かれたり、関係雑誌に寄稿したりはしているものの、一九六〇年には金光教や大本などの新宗教団体に招かれて講演したこともあり(「ぶどうの会稽古場談義」、**著24**、二五四頁以下)、晩年の一九七〇年には浄土真宗僧侶と大谷大学および龍谷大学の学生有志に招かれて京都で「親鸞認識の方法」という講演も行っている(**著26**所収)。読書においても『法華経』を中心とする仏教経典や日蓮の著作、その研究書はもとより、法然、親鸞、道元といった鎌倉新仏教の他の祖師たちの著作やその研究書にまで及んでおり、こと宗教の方面に関しては、上原は、仏教を中心としつつも、特定の宗派や教団からは自由な宗教的知識人[16]として活躍していたといえよう。

2　宗教批判としての『死者・生者』

先に引用した上原の文章(「いまの日本人は、一方ではお医者さまに殺されて、他方では坊さんに、簡単に浄土や極楽に持っていかれている」)に見られるように、晩年の上原は妻の死の体験を介して、私たち自身の自然なものとしての生と死から私たちを疎外するものとして、医療と宗教を同時に批判するようなスタンスに立っていた。上原の宗教的背景と彼の宗教的知識人としての広範な活動に触れたのは、彼の宗教批判と医療批判をもう少し広い文脈に置き直すためでもあり[17]、「妻の死」以後の上原の思想を、一九六〇年前後における「国民文化論」時代の上原の思想との連続性においてとらえ直すためでもある。

この点で、『死者・生者』についての哲学者・福田定良の書評（福田、一九七四）が一つの参考になる。福田は、上原のこの書を「宗教批判の基礎的作業」としてとらえた。ここで福田が言う「宗教批判」とは、通常の意味（現にある諸宗教、あるいはそのあり方に対する批判）ではなく、「これまで宗教という形で保存されてきた人間の能力をつきとめる」作業のことである(18)（福田、一九七四、五五頁）。そうした人間の能力（今日「スピリチュアリティ」と呼ばれているようなものに近い）を、上原は『死者との人間関係を生活のなかでもちつづけていく」ことだととらえているとして、福田はこの書を読み説いていく。上原自身が述べているように（著16、四〇―四一頁参照）、上原（生者）と妻（死者）は相互に回向しあう関係として意識されているが、そうした関係を可能にするものこそ釈迦の誓願であり、それを「歴史的現実の場において具体的に成就しつづけていく」ようにはからおうとする日蓮の誓願である、というのが「誓願論」の骨子である。福田は、日蓮の著作や手紙の解釈を通じて上原が日蓮に問いただそうとするのは、妻との共存・共生・共闘を可能にするようなそうした人間の（宗教的）能力の消息であって、上原の日蓮認識は「宗教に好意的な知識人による宗教的人格の考察とはまったく異質な」宗教批判の作業なのだ、ととらえている（福田、一九七四、五六―五七頁）。さらに福田は、妻の死に直接関わった医師たちを糾弾しつつ、医療批判を展開した同書の最終章「死者と共に生きる」もまた、「怨念の表現としてではなく、上原氏の宗教批判の基礎的な作業として読むべきであろう」とする。なぜなら、死者と生者の共存・共生・共闘を可能にするような宗教的な人間関係（宗教という形で保存されてきた人間の能力が発揮されるような人間関係）と、個人が個人によって殺されていくような非人間的な人間関係とは密接につながりあうものであり、「後者を事実として徹底的に究明することが、個人が歴史的な世界のなかで主体的に生きることを保証する宗教批判の基礎作業になる」からである(同、五七頁)。

こうした福田の読みは、上原が『死者・生者』で展開した宗教批判が、「私たち一人一人の生と死(それはもちろん個人に閉じられた生と死という意味とはまったく違う)において、人間的であるとはどのようなことか、そしてそれは何によって妨げられているのか」という問いに基づいていることを鋭くついていると言えよう。ちなみに、上原は福田のこの書評を読んで感銘を受け、わざわざ福田の家に電話して礼を言ったという(**著17**弘江あとがき、三五四—三五五頁)。

3　国民文化論との接続

こうした上原の宗教批判は、これまで宗教的な伝統として積み重ねられてきたものを、改めて現代社会における私たちの生と死の現実の方から問い直す、という方向性をもったものと言える。注意すべきことは、宗教やその伝統に対するこのような問いかけは、既に一九六〇年前後の「国民文化論」時代の上原の著作にはっきり見られるという点である。たとえば、一九五七年に書かれた「明日の日本仏教」(**著24**所収)のなかで、上原はこう述べている。「いままでの仏教教理とか仏教史の伝統とかを前提にして、あたらしい歴史的時代としての現代をどう理解し、その現代にどう接触すべきかを問う立場ではなく、逆に、時代へのなまの問題意識を出発点として、いままでの仏教教理や仏教史の伝統の意味や価値を問おうとするのが、私のいまの立場なのだ」(**著24**、三〇八—三〇九頁)。そして、「そのような素朴な立場は、学者でもなければ、特別に仏教者でもないところの、国民的で大衆的な立場だ、と思う」と述べ、「これからの日本仏教、明日の日本仏教は、寺院のなかに存在しているものでもなければ、ひとりひとりのこころのうちに存在しているものでもなく、ドロドロしたこの現実の社会生活のまっただなかに存在しているものに、なれないものだろうか」(同、三一三—三一四頁)という展望を語っている。

　戦前、戦中は、自らが「文人」的超越主義と名づけるような、生《なま》の歴史的現実に対する高踏的、超然的な立場をとっていた上原は、戦後、一転して、そうした歴史的現実に「直接に触れ合い、それにたいして直接に自分を対応させる」という「大衆」的現実主義の立場に立つようになる(「「大衆的インテリ」の未来像」、**著24**所収)。戦後のこの転回は、彼の「歴史研究の専門家としての自分の無知にたいする自己批判」と「敗戦に打ちのめされた国民の一人としての自分にたいする自己省察」から始まっているが、やはり「自分」というものを基軸にして思索し、行動しようとする点で、「大衆」への自己解消からは程遠いものであったと、上原は回想している(同、一一一頁)。しかし、上原は、とりわけ生(なま)の歴史的現実との接触そのもの、生の政治現実との対決そのものを通して、次第にそうした「自己本位」の考え方や、「社会」を離れて「自己」や「個人」が存在し得るなどという錯覚から解放されていき(そこには仏教哲学の存在論や社会科学的思惟方法の影響もあった)、それと同時に彼が「自分」というものを、ほかならぬ「大衆」の一人として意識するようになっていった、と言う(同、一一一—一一二頁)。もっとも、英・独・仏・伊語ならびにギリシャ・ラテン語に通じ、大正ヒューマニズムの粋を集めたような広い教養を身につけ、世界史学者として頂点に上り詰めた上原が、自分のことを「大衆の一人」などと語ることに疑念を抱く人も多いかもしれない。ただ、上原が自分の青年期の進路選択について、「高等学校から大学へというコースが、商家に生まれ、そこで育てられた私にはひどく縁遠く感じられて、中学校を卒業すると、東京高等商業学校という商人の学校に入学した」(著17、二六八頁)と述べているように、京都西陣の商家に生まれた人間として、常に自分はインテリや特権階級ではないという「庶民」意識をもっていたことも事実である。また、上原が日蓮について語る際、しばしば同時代人であった親鸞と道元を引き合いに出し、現代のインテリの「親鸞・道元好み」と「日蓮ぎらい」に言及していることにも注目しておくべきだろう(著26、四八八―四九二頁など)。

しかし、上原によれば、「大衆」のうちに完全に埋没してインテリ性を喪失した「大衆としてのインテリ」は、大衆にとってはなんの役にも立たない。そうではなくて、自らが大衆の一人に他ならないことを意識したインテリが、「大衆的インテリ」の本当の職分である「インテリとしての大衆」として、大衆自らが創り上げていくべき新しい国民文化の触媒となること、これこそ、六〇年代前後の「国民文化論」時代における上原の課題であった。大衆が主体となる新しい「国民文化」とは、たとえば「文化人」[19]といった言葉に表されているような、一つの領域としての「文化」でもなければ、単なる飾りやアクセサリーとしての文化、生活現実からの逃避や慰めとしての文化でもない、と上原は言う。新しい「国民文化」は、政治、経済、社会の現実を作り上げている諸問題の基本的な解決に貢献し、新たな生活現実を創造するものでなければならない。しかし、同時に、「文化というものが単に政治や経済の道具になってしまったのでは、政治や経済の意味さえなくなってしまうことを忘れてはならない」と上原は注意する。この意味では、文化こそが本質的な価値をもつものであり、「政治、経済、社会というものはよき文化の創造のために存在している」とも言い得るし、「政治そのもの、経済そのもの、社会そのものが文化である」とも言い得る(「新しい文化創造のために」、著24所収)。

こうした観点を、先に見たような上原の宗教批判や、現代社会における私たちの生と死の現実からの宗教への問いかけを重ね合わせてみるとき、私たちには、上原の宗教批判が、「大衆」としての私たちの生活現実やそこにおける実感に寄り沿いつつ、それを貧しく、非人間的なものにしている社会的諸条件と闘いながら、その生活現実を変えていくことのできるような「新しい宗教文化」の創造への志向をもったものであったことが見えてくる。

さらに、上原は明言していないものの、「医療」もまた上記のような意味では「文化」であることを考えれば、彼の医療批判もまた、同じように、私たち一人一人の「生命」「生活」「人生」の尊厳が守られるような、「新しい医療文化[20]」の創造への志向をもっていた、ということができるだろう。本書の「序にかえて」で述べたように、生命倫理(バイオエシックス)は、「生命」をめぐる専門家支配と意思決定の独占に対する、私たちの「人生」を生きる「生活」者としての異議申し立て、という市民運動的側面をもっていた。上原が、あまりにも納得しがたい妻の死の体験を通じて、生命倫理にきわめて近い発想をもった医療批判を展開したことは、ある意味では必然的なことだったとも言えよう。

おわりに――上原の思想が現代の生命倫理に問いかけるもの

このように、学者や研究者として医療や宗教について論じるというのではなく、自らの生と死の現実を生きる「生活者」としての視点から、「医療」と「宗教」の双方をその根源に向けて問いただした上原晩年の思想には、とりわけそれを彼の国民文化論と接続して、新しい「医療文化」や「宗教文化」の創造を希求するものとして読み込んでみるとき、現代の生命倫理が陥っている隘路を開くための大きなヒントが秘められているように思われる。最後に、上原の医療批判・宗教批判が今日の生命倫理においてもつ意義について、ラフなスケッチを描くことで、本章の結びとしたい。

1　現代医療における「生命の蔑視」の様相

病み、そして死にゆく妻とともに上原が体験したような非人間的な医療のあり方は、現在では（けっしてなくなっているわけではないにしても）少なくなっているように見える。生命倫理（バイオエシックス）において要請された「インフォームド・コンセント」や「患者の自己決定権」が少なくともタテマエとしては広く浸透している今日において、上原の言うような「生命の蔑視」（ないし患者の「生活」「人生」の蔑視）は、もはや克服されたものに過ぎないのだろうか。

断じてそうではあるまい。むしろ、現代医療の発展とともに、医療における「生命の蔑視」や、一人一人の「生活」「人生」の蔑視が、より複雑で不可視なシステムのなかに組み込まれ、隠されてしまっているために、私たちにはその事実がきわめて見えにくいものになっているというだけの話ではないのか。そうだとすれば、いま、私たちが上原の問いから受け継ぐべきことは、現代の医療やそのシステムのなかで、「生命の蔑視」がどのような形で働いているのか、すなわち、私たちがどのように自分たち自身の生と死から疎外されているのかを批判的に認識していくという態度であり、作業ではあるまいか。それは、現代において、「生命の尊重」という理念がどのような認識や実践として示され、実現されうるのかを考えることとも一体のことである。

一見、医療技術の飛躍的発展とともに、私たちが生きる上での可能性やその選択肢は大きく広がったように見える。「自己決定（権）」や「自律（オートノミー）」を重視する従来の世俗的生命倫理の主流は、基本的にはこうした「生における可能性、選択肢の増大」を肯定し、そこから生じるさまざまな倫理的、社会的問題をチェックし、慎重に検討することで、そうした医療技術の社会への軟着陸を助けてきたと言ってよいだろう。しかし、とりわけ一九八〇年前後から「先端医療」として社会に浸透してきた新しい医療技術には、一見私たちの「生の可能性、選択肢」を広げるように見えて、実際には、私たちの生活や人生を医療やそれをめぐるシステムに従属させることによって、生の可能性や選択肢を狭めたり、あるいは患者以外の家族や他者の生（生命・生活・人生）を「患者の治療のための手段」として、そのシステムのなかに巻き込み、犠牲にしてしまうようなものが目立つ。その典型が、生殖医療と臓器移植である。[21]

たとえば、「不妊治療」として推進される生殖補助技術は、その恩恵によって実際に子どもをもつことができる一握りの「成功者」の影に、希望だけを持たされ続けながら、「治療」に多くの時間的・身体的・心理的・社会的・経済的なコストを費やした上で「失敗者」となる人々を大量に生み出している。また、それが精子や卵の提供、代理出産といった夫婦以外の第三者の生を巻き込む形で展開する場合は、仮に成功したとしても、生まれてくる子どもや家族関係への影響は計り知れない。また、出生前診断や着床前診断の技術は、親の側での人生の「選択」という名のもとに、生まれてくる以前の胎児や受精卵の生命を「選別」し、抹殺するということを可能にしてしまった。

こうした事態は臓器移植においてもきわめてよく似ている。臓器のドナーとなる人やその家族の生を犠牲にすることなく稼働することはないこのシステムが、「移植しか助かる道がない」としてそこに組み込まれた人々のうちのごく少数しか救うことができないのは、構造的な必然である。脳死臓器移植の場合、このシステムは、脳に致命的な損傷を負った人々とその家族を巻き込み、その最期の生の時間に何らかの形でヒビを入れざるを得ない。また、脳死臓器移植があまり進まない日本では、「人間の生の道具化、手段化」という臓器移植の本質がぼかされたまま、「脳死は人の死かどうか」を中心とする脳死臓器移植の議論が進められている間に、家族その他の生きている人々を臓器ドナーとし、その身体と生活、人生を犠牲にする生体間移植が、「家族愛」の名のもとに、まるで「通常医療」であるかのように浸透してきている、という現状もある(武藤、二〇〇三)。

こうしたことはすべて、一見、私たちの生の可能性や選択肢を拡大させるかのように見えて(そうしたプラスの面だけが宣伝され)、実際にはある面で私たち一人一人の「生命(生活・人生)の蔑視」やその道具化・手段化を伴った形で現代の医療技術が浸透してきていることを表している。しかも、そこで抹殺されたり、犠牲にされたりする「弱者」が見えにくい分だけ、私たちには「生命の蔑視」の現実も、自分がそれに加担している(=「殺す側」にいる)という現実も見えにくくなっているのである。

2 上原の医療批判・宗教批判の現代的意義

現代の生命倫理（学）において、こうした事態、もう少し広く言えば「生と死の医療化」といった事態を批判的に問うことが難しいのは、「医療」と「文化・社会」（もちろんそこには宗教も含まれる）あるいは「医療」と「個々人の価値観・死生観」というある種の二元論的構図が暗黙のうちに前提とされているからではないか、と筆者は感じている。そこでは、医療技術やそれを推進するシステムのなかにすでにある特定の価値観や死生観が含まれているということが見えにくくなってしまうと同時に、私たちが自分たちの価値観や死生観に基づいて「医療」を選択したり拒否したりするとか、あるいは特定の文化や社会が「先端医療」を受容したり拒絶したりする、という以前に、私たちに与えられる「選択肢」がすでに医療とそれをめぐるシステムによって制限され、狭められた形で提供されているにすぎないことが見えなくなってしまうのだ。

二つだけ例を挙げよう。たとえば、脳死臓器移植をめぐる議論において、自分自身が、あるいは自分の家族が「脳死」と呼ばれるような事態になったときに、その臓器を移植のために提供するか否かについての「選択」。それが個人の価値観や死生観による「選択」であることが強調されればされるだけ、実は個々の人々にそうした「選択」を強いてしまう臓器移植医療あるいはそのシステム自体を批判的に問題視することが難しくなる。また、「脳死が人の死かどうか」をめぐる議論に、宗教を含む文化・社会的な差異が重要であることが強調されればされるだけ、「脳死」は医学的な死であるといったまやかしの言説や、「脳死」という語がある意味で臓器移植のために生み出された言葉であること、そこにすでに特定の身体観や死生観が含まれていることを批判的に問題視することが難しくなる。(22)

もう一つの例として、延命治療と尊厳死や自然死をめぐる議論が挙げられる。現代において、「尊厳死」や「自然死」の名のもとに延命治療の中止が正当化される際、あたかもそこで「延命治療か死か」という「選択」(それは患者本人やその家族の価値観・死生観に預けられる)が問題になっているように見えて、実は、それ以前に、患者本人やその家族がどのように生きて、どのように死を迎えたいのかということを考慮に入れない画一的な延命のための治療が行われていることが多い。個々人の価値観や死生観を含めた「死の迎え方」についての全体的展望のなかで、どのような医療的サポートが必要となるかを検討するのではなく、ぎりぎりのところまで「延命治療」を行っておいて、それがもはやいかなる意味でも患者の尊厳ある生を支えていないことが誰の目にも明らかなような状態になってはじめて、延命治療の中止をめぐる「選択」が、個々人の価値観や死生観にゆだねられることになる。そこでは現代の進んだ延命技術のもとで、改めて私たちの「死をめぐる新しい文化」を支えるような「医療(文化)」のあり方を構想するのではなく、あたかも、「医療=延命治療」を全面的に拒否することが、「自然な死」であり、「尊厳のある死」であるかのような錯覚が生み出されているのである(竹之内、未刊。参照)。

以上、二つの例を挙げたが、先に見たような上原の医療批判と彼の「国民文化論」と結びつけた上での、「新しい医療文化の創造」というヴィジョンは、このような「医療」と「文化・社会」、「医療」と「個々人の価値観・死生観」という二元論的構図が生み出す、現代の生命倫理議論の隘路を切り開く上で、大きな意味をもっていると言えよう。

さらに、上原が「生命の蔑視」を見た社会の現実と闘うために、医療批判と宗教批判を同時に展開したこと、彼の思想が、「死」や「死者」を排除することなく、「今、ここに(死者と共に)生きている」私たちの生に寄り添うような「医療文化」や「宗教文化」の構想を胚胎していることは、これからの生命倫理にとって、きわめて重要である。自己決定(権利)や自律をふりかざすような生命倫理(学)は、ある意味で、近代思想のもっとも表面的な部分での申し子とも言える。「自分の人生は自分のもの」「自分の死は自分のもの」、だから「自分が決めるのだ」という考え方は、たしかに、医療における専門家支配や過度のパターナリズムへの抵抗、防壁としては今日でも大切なことには違いないとはいえ、こうした考え方からは「死」や「死者」は排除されざるを得ない。たとえそこで「死」が考えられるとしても、それはほとんど個人に閉塞した形での「よい死」「望ましい死」への希求でしかない。そうした世俗的生命倫理(学)の主流に対して、「与えられたものとしてのいのち」や「人間の限界」を説く宗教的生命倫理(学)も存在はするものの、とりわけ現代日本のように、ほとんどの人々が自らを「無宗教」と公言するような社会においては、特定の宗教的な立場からの生命倫理の言説は大きな力をもたない。

上原の宗教批判や、それと医療批判との連動は、「宗教的な立場から生命倫理を問う」という形ではなく、逆に「生命倫理の深みから宗教を問う」という形での宗教と生命倫理の関わり方を示唆している。上原の思想は、生命倫理問題のなかにひそんでいる「宗教的」あるいは「スピリチュアル」な次元を引き出しつつ、それを宗教や宗教的伝統の側への問いかけとして徹底させるとともに、「無宗教」を公言してはばからない人々にも同じ問いかけ(「お前もまた「殺す」側に加担しているのではないか」)がなされうる点で、狭い意味での宗教的生命倫理(学)とは違った形で、人間の死生の宗教的な次元に開かれた生命倫理の議論を構築していく上でも、大きなヒントになるであろう〔安藤、二〇〇八。参照〕。

つまるところ、上原が私たちに遺したのは、筆者自身のかつての言葉を転用すれば、この社会において「本当に私たちは人間として生きえているのか」という重い問いに他ならない〔安藤、二〇〇四、三一〇頁〕。今日の生命倫理が現代の状況に即した新たな「いのちの思想」として再生することができるかどうかは、私たちがこの問いをどこまで、そしてどのように引き受けることができるかにかかっている。

(1) 娘の上原弘江(一九二二—二〇〇五、ピアニスト・元国立音楽大学講師)は、彼女が「父との共闘」と呼ぶ、教授権侵害をめぐる国立音楽大学との裁判闘争〔上原弘江、一九七一、参照〕に判決が出た時点で、父の死を自分自身で発表したいと考えていたようで、専禄の死をめぐる情報をつかんだ朝日新聞のT記者が弘江の懇願を無視して強引に報道してしまったことを強く非難している(**著25**弘江あとがき、六三九頁)。

(2) 息子の上原淳道(一九二一—一九九)は中国史を専門とする歴史学者で、東京大学教養学部教授、関東学院大学教授を務めた。東京退出の前から専禄は、息子との親子の縁を切っており、京都への移住についても、その後の住所についても知らせなかった。

(3) 『上原専禄著作集』のなかの上原専禄自身の文章の引用および参照に当たっては、**著2**、**著3**……などと略記する。また、各巻の最後に配されている娘・上原弘江による詳細な編者あとがきは、晩年の専禄の日記やメモ、執筆計画についてのきわめて貴重な資料を多く含んでおり、その引用および参照に当たっては、**著2**弘江あとがき……などと略記する。

(4) 上原夫妻と吉利は、共通の知人を中にはさんで面識があった。「間接ながら吉利教授は私たちの風流の仲間であり」(著16、二九九頁)と上原が書いていることから、何かの趣味で同好の士であったのかもしれない。上原自身は、東大学生闘争の渦中にあって多忙を極める吉利を煩わせることには気が進まなかったようだが、上原と吉利に面識があることを知っていたM医師が自ら動いて吉利に診察を依頼したとされている(同、二九七—三〇〇頁)。

(5)　普通、「喪の作業」という語は、フロイトの言う Trauerarbeit(『喪とメランコリー』一九一七年)の訳語として用いられることが多いが、ここでは、そうしたフロイトによる原義とは異なって、困難な悲嘆プロセスのなかで、亡くした人を本当の意味で弔うことができるようになるために「自覚的に遂行された作業」という意味で用いる。

(6)　「妻利子の一周忌にあたりこの書を霊前に供えて回向の一端とする」(『歴史的省察の新対象 新版』)。「われらと共存し共生し共闘する妙利子の霊前にこの書を捧げる」(『死者・生者』)。「われらと共存し共生し共闘する妙利子の清鑒にこの書を供する」(『クレタの壺』)。

(7)　この著作が最初の配本(第25巻)になっていることをはじめとして、専祿著作集の刊行(配本)順には、父による「回向」の作業を引き継ごうとする弘江の綿密な意図がこめられているようだ。

(8)　結局この著作が完成することはなかった。上原が遺した「『日蓮とその時代』についての研究ノート」は著作集の第28巻に収録される予定であったが、それも未刊のまま終わった。『上原専祿著作集』の刊行宣伝文から知られることは、この著作が、日蓮と彼の生きた一三世紀中葉の全地球世界をめぐる上原の世界史研究の集大成として構想されていたことだけである。

(9)　上原は、妻が無念の死を遂げていったことの責任の一端が自分自身にもあること、妻を「殺す」側に自分も加担していたと見なさざるを得ないことについては繰り返し語っているが、「(自分が)妻を殺した」という表現を用いているのはこの箇所だけである。

(10)　片岡弘勝は、上原の生涯にわたる思想の軸を、「「ヨーロッパ近代」の歴史と文化を熟知した上での相対化のための闘い」としてとらえ、「近代相対化」のための方法の揺れやその違いをもとに、上原の生涯の時期区分を試みている。片岡は、『死者・生者』に見られるような上原の第8期(最終期)の思想の特徴は、「「近代」を相対化する発想論理やそのための言葉を、「近代」による犠牲者の言葉、すなわち「近代」が生み出す矛盾構造の中から導き出す境地」にあるととらえている〔片岡、二〇〇五〕。

(11) 最首悟は、上原が一九四〇年代の後半に構想した「一般教育」のプログラムのなかで、自然・人文・社会の三系列に「生物」を加えた点に注目しており、それが自然科学的な生物学ではなく、「ヒトには測りがたい〈いのち〉の価値についての総合学の芽をはらんでいた」と述べている〔最首、一九七〇・二〇〇九〕。ここでは取り上げられないが、妻の死以降の上原の思想とそれ以前の思想との連続性という観点からも非常に興味深い。

(12) 『死者・生者』の五「死者と日蓮」では、日蓮が実際に弟子や知人の遺族に宛てた手紙を精密に読み解きつつ、死者とその遺族に対して日蓮がどのように向きあったのかを明らかにしている。

(13) 上原は、『クレタの壺』(一九七五年)に収められた自伝的読書論「本を読む・切手を読む」において、自分のそれまでの読書人生を読書への態度によって四つの時期に区分しており、その第三期(敗戦から妻の死まで)を「闘争としての読書」、第四期(妻の死以降)を「回向としての読書」として特徴づけている。そこで上原は、自分と妻・利子、娘・弘江の三人を「戦友集団」と呼び、妻の死とともにその「戦友集団」が壊滅したことで、「半世紀に及ぶ伴侶を失なっただけでなく、一切の営為の構造と基盤、一切の闘争の真の主体と意味をも喪失したのである」と書いている(**著17**、三二一頁)。しかし、そこで「闘争」が終わったと見るのは、「回向」の内容として「死者との共闘」という言葉が使われていることからいっても、上原が自らと重ね合わせて「身読」した日蓮のテキストのこのような解釈からいっても、事の一面でしかないであろう。

(14) 国柱会の会員だった歴史的有名人としては、宮沢賢治、高山樗牛、石原莞爾の他、日本医師会会長を二五年間務め「医師会のドン」と呼ばれた武見太郎などがいる。

(15) 戦前の国家主義的スローガンとして多用された「八紘一宇」の語がもともと田中智学による造語であることはよく知られている。
(16) 以下2で述べるような意味での「宗教批判」という側面からいっても、上原は旧来の宗教的知識人というより、島薗進がいうような一九七〇年代後半以降の霊性的知識人（日本の伝統的宗教文化と新霊性運動の間をつなぐ働きをした人々）の先駆と見なしうるかもしれない〔島薗、一九九六、二四七―二七〇頁参照〕。
(17) 上原は一九五五年七月に発足した国民文化会議の初代会長となり、一九六一年一月までその職にあった。当時の上原が国民文化や宗教に関する自身の論考を集めて一冊の本にするために編んだ構想メモをもとにして、『国民文化の論』（**著24**）が編集されている。
(18) 福田は明言していないが、彼の念頭にあったのは、カントの「理性批判」であろう。
(19) 上原はこの「文化人」という呼び名や、そう呼ばれることに何のためらいもない人々をずいぶん嫌っていたようで、六〇年安保闘争を共に闘った学者や「文化人」たちが、あまりに無責任なおしゃべりばかりを繰り広げているのに腹を立て、メモに「ブ～ン蚊人」などといたずら書きをしていたらしい（**著19**弘江あとがき、七四一―七四二頁）。
(20) 管見の限り、上原が「医療文化」という語を使っているのは、亡き妻への「第一の墓標」として書かれた『歴史的省察の新対象　新版』（一九七〇年）のあとがきにおける次の箇所のみである。「したがって、生命蔑視の風潮をつちかい、医療文化の頽廃をゆるしてきた今日の日本社会の全体動向が、それとして非難と糾弾の座にすえられなければならないのは、いうまでもない」（**著15**、一九八頁）。
(21) 生殖医療と臓器移植の相似性、および「選択」と「選別」の関係についての詳しい考察としては、拙論〔安藤、二〇〇七〕、とりわけその第2節と第3節を参照されたい。
(22) 現在「脳死」と呼ばれているような状態は、最初は「超昏睡」や「不可逆的昏睡」と呼ばれていたわけで、それが「脳死」と呼ばれるようになったのは、心臓移植が可能になったことが大きい。この『脳死』という語(命名としての脳死)は、「超昏睡」や「不可逆的昏睡」あるいは「脳不全」と呼ばれても何らおかしくない特定の医学的状態(状態としての脳死)と、「脳死判定」や「脳死に賛成・反対」などという言い方における「人の死としての脳死」というまったく次元の異なったものを糊付けし、「脳死」という事態が、特定の身体観や人間観を含んだ医学的なセッティングとは独立にあるかのように見せかけ、脳死臓器移植問題が私たちの人間観や死生観の問題である以前に、医学的な問題であるかのような錯覚を生み出す働きをしてきた。詳しくは拙論〔安藤、二〇一二〕を参照のこと。

引用・参考文献

＊『上原專祿著作集』(上原弘江編、評論社、一九八七〜)

全二八巻刊行予定であったが、第1、11、20、21、22、23、27、28巻は未刊のまま、刊行中止となった。刊行された巻のタイトルと刊行年、および刊行順(丸数字)は以下の通り。

2「ドイツ中世史研究 新版」一九八八年 ③

3「ドイツ近代歴史学研究 新版」一九八九年 ⑥

4「ドイツ中世の社会と経済」一九九四年 ⑭

5「大学論 増補・学問への現代的断想」一九九一年 ⑩

6「平和の創造——人類と国民の歴史的課題／危機に立つ日本——日本国民に訴える」一九九〇年 ⑧

7「民族の歴史的自覚」一九九二年 ⑪

8「世界史像の新形成」一九九三年 ⑫

9「アジア人のこころ・現代を築くこころ」一九九八年 ⑯

10「世界の見方」二〇〇二年 ⑳

12「歴史意識に立つ教育」二〇〇〇年 ⑱

13「増補改訂版　世界史におけるアジア」一九九一年 ⑨
14「国民形成の教育　増補」一九八九年 ⑤
15「歴史的省察の新対象　新版」一九九〇年 ⑦
16「死者・生者――日蓮認識への発想と視点」一九八八年 ④
17「クレタの壺――世界史像形成への試読」一九九三年 ⑬
18「大正研究」一九九九年 ⑰
19「世界史論考」一九九七年 ⑮
24「国民文化の論」二〇〇一年 ⑲
25「世界史認識の新課題」一九八七年 ①
26「経王・列聖・大聖――世界史的現実と日本仏教」一九八七年 ②
著作集からの引用は、**著2**、**著3**……などと略記する(注3参照)。

安藤泰至、二〇〇四年「いのちへの問い(読書案内 libraria mea)」池上良正ほか(編)『岩波講座　宗教7　生命』岩波書店。

――、二〇〇七年「「先端医療」をめぐる議論のあり方――選択と選別のロジックを中心に」佐藤光(編)『生命の産業――バイオテクノロジーの経済倫理学』ナカニシヤ出版。

――、二〇〇八年「「宗教と生命倫理」とはいかなる事柄か」『宗教哲学研究』第二五号。

――、二〇一一年「臓器移植と宗教文化――本当の問題はどこにあるのか?(テーマセッション「臓器移植と人間文化――医学・医療vs宗教文化という二元論を超えて」報告1)」『宗教と社会』第17号。

上原弘江、一九七一年「私の大学ミニ闘争――母の霊前に捧げる」『未来』一九七一年四月号。

打出喜義・安藤泰至(未刊)「グリーフケアの可能性――医療は遺族のグリーフワークをサポートできるのか?」

安藤泰至・高橋都（編）『終末期医療（シリーズ生命倫理学4）』丸善、所収予定。

大谷栄一、二〇〇一年『近代日本の日蓮主義運動』法蔵館。

片岡弘勝、二〇〇五年「上原専禄「主体性形成」論における「近代」相対化方法――生涯にわたる時期区分とその指標」『奈良教育大学紀要』第54巻第1号（人文・社会）。

――、二〇〇九年「上原専禄「主体性形成」論における「個」観念――「共同体」相対化と「近代」相対化の相」『奈良教育大学紀要』第58巻第1号（人文・社会）。

子安宣邦、二〇〇六年「死者に対する真実の回向（反哲学的読書論7　上原専禄『死者・生者――日蓮認識への発想と視点』）」『環』25号。

最首悟、一九七〇年「一般教育・その二重の幻」『朝日ジャーナル』一九七〇年四月二六日号。

――、二〇〇九年「「水俣」から「駒場」へ――〈いのち〉から問われる「一般教育」の追求」「動かぬ海　一人芝居「天の魚」二〇〇九年東大駒場公演号」ごあいさつ。

櫻井歓、二〇〇三年「二人称の死と歴史的な生――上原専禄における宗教と人間形成」『教育』53（11）。

島薗進、一九九六年『精神世界のゆくえ――現代世界と新霊性運動』東京堂出版。

末木文美士、二〇一〇年『他者・死者たちの近代――近代日本の思想・再考Ⅲ』トランスビュー。

竹之内裕文（未刊）「『自然な死』という言説の解体――死すべき定めの意味を求めて」安藤泰至・高橋都（編）、前掲書所収予定。

野田正彰、一九九七年「遺志の社会化というプロセス」A・デーケン／柳田邦男（編）『〈突然の死〉とグリーフケア』春秋社。

唄孝一、一九七〇年『医事法学への歩み』岩波書店。

福田定良、一九七四年「宗教批判の手がかりとして――上原専禄『死者・生者』」『朝日ジャーナル』一九七四年七月二六日号。

武藤香織、二〇〇三年「『家族愛』の名のもとに——生体肝移植と家族」『家族社会学研究』14(2)。

吉利和(編)、一九八六年『医師の生命観』日本評論社。

吉利和・中川米造、一九七七年『新医学序説』篠原出版。

第二章

田中美津論——「私という真実」を生きるということ

脇坂真弥

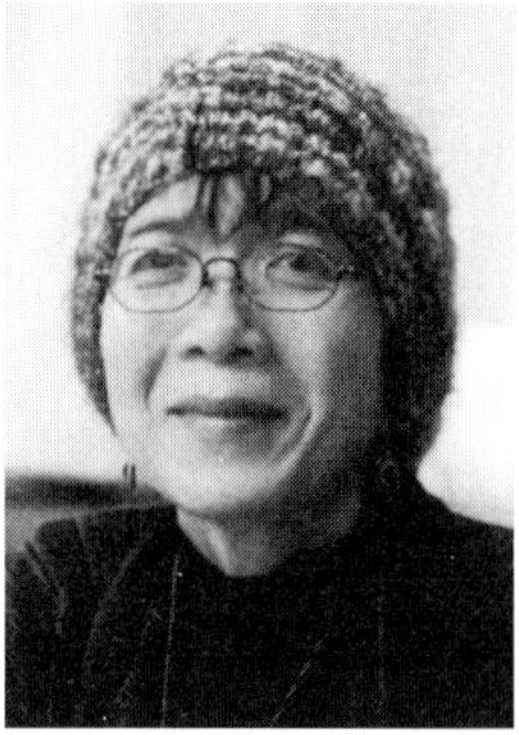

田《た》中《なか》美《み》津《つ》
（一九四三— ）

田中美津は一九七〇年代の日本のウーマン・リブ運動の中心的存在であり、「一度リブになったら一生リブ」と言い切って、現在もなおそれを生きる女性である。

一九四三年、東京都文京区本郷の魚屋（後に仕出し料理屋）の三女として生まれ、幼時の出来事をきっかけに強烈な罪の意識に囚われて育つ。高校卒業後いったん就職するがすぐに辞めて家業を手伝う中、羽田デモで死亡した山崎博昭の「僕たちの生は罪の浄化のために意味を持つ」という言葉に触れて、「罪を背負って生きてる人はここにもいた、私ひとりじゃなかった」という強い衝撃を受ける。その後、ベトナム戦災孤児の救援活動から反戦運動へ傾斜。新左翼の掲げる「革命」にひきつけられながらも、それが自分の「罪の浄化」のためであることを直観し、自身の男らしさ幻想・革命幻想に気づいていく。

一九七〇年夏(一九六九年の可能性もあり、田中本人に確認したが詳細は不明)、リブという言葉も知らぬまま、女性解放の長文ビラ「便所からの解放」を一晩で書き上げて配布し、女たちの反応に「鉱脈を当てた」ような手応えを感じる。彼女を中心に作られた「ぐるうぷ闘う女」はリブ運動でもっとも先鋭的なグループであり、一九七一年夏、三〇〇名以上の女を集め、熱気にあふれる第一回リブ合宿を開催した。同年初冬、永田洋子に招かれて赤軍派の丹沢ベースを訪れる。

翌一九七二年の春に『いのちの女たちへ　とり乱しウーマン・リブ論』を出版し、秋にはほかのグループとともに「リブ新宿センター」を設立。このセンターは「リブニュース　この道ひとすじ」を発行し、「ミューズカル　おんなの解放」の公演を行うなど、運動の中心となった。しかし、リブを嘲笑する当時の社会の中で必死に運動の火を扇ぎ続けた彼女は、幼時からの慢性腎炎を悪化させ「生来虚弱なのにいろいろ頑張って心身ヨレヨレに」なってしまう。

一九七五年、国際婦人年世界会議を機にメキシコへ渡り、三三歳で出産し未婚の母となる。一九七九年に帰国、鍼灸を学んで鍼灸院「れらはるせ」を開設。その後は運動系の活動には関わらず、鍼灸師として活動する。その生き方にはつねに独特の存在感があり、社会学者の上野千鶴子をはじめ、さまざまな人々から注目され続けている。

(写真撮影＝高村雅代)

はじめに

一〇年か、あるいはそれ以上前だったか、ある講演会に招かれたひとりの女性が「だって、幼女って色っぽいでしょう」と言ったときのことを鮮明に覚えている。その人が幼時に性的虐待を経験した当事者だったこともあり、会場は一瞬何とも言えない雰囲気に包まれた。嘘をつかない、正直である、誤解を恐れない――そういう言葉でも形容できるが、それをはみ出すような何かがその小柄な女性にはあった。それは、私がかつて著作や対談集から感じたその人そのままの姿だった。それが田中美津である。

田中美津は一九七〇年代に日本のウーマン・リブ運動の中心的存在として活動した女性であり、現在は鍼灸師として冷え症や摂食障害の問題に取り組んでいる。彼女の活動や思想に「生命倫理」や「スピリチュアリティ」の視点から注目した最近の文献には、森岡正博や島薗進による論考がある。森岡によれば、田中は一九七〇年代の「優生保護法改悪反対運動」において、「胎児は人間か否か」「女性には中絶する権利があるか」といった理屈では中絶を正当化できず「殺人者」としての自分を感じざるをえない女の内面に立脚して、女に殺人を強いる社会の構造をつきつめようとした。森岡は、このような田中の立場を「単なる「倫理」「ヒューマニズム」を超えた地点から思索を開始している」と理解して、自らの生命学の地平と重ね合わせる〔森岡、二〇〇一、一六八頁〕。そのうえで、彼は田中の原点である「とり乱しウーマン・リブ論」を詳細に分析し、自身の男性としての「とり乱し」をもって彼女の哲学に真摯に向き合おうとする(森岡、二〇〇一、第四章)。
また、島薗進は七〇年代の田中のラディカルなリブ運動と九〇年代の鍼灸師としての活動に通底する「いのち」(生命的欲求)という言葉をとらえて、その欲求が力点は違ってもいずれも自己や心身の解放を志向していることに着目し、「痛みと喜び、未来への憧憬と今ここの実践」が彼女の「いのち」にはつねに含まれていると分析する(島薗、二〇〇七、二三一―二六頁)。そのうえで、島薗は田中を「八〇年代以降に展開する、フェミニスト・カウンセリングやアダルト・チルドレンなどのセルフヘルプ運動の中に見いだされる解放のスピリチュアリティの系譜の、独立独歩の具現者」として高く評価する(島薗、二〇〇七、二六―二七頁)。

私もまたこれらの論者たちと同じように、「学」の手前にあって「学」を圧倒する彼女の「いのち」をめぐる考え方を覗きこんでみたいという好奇心を持つ。田中の著作を読んでまず打たれるのは、自分に徹底的にこだわり、「私という真実」(三二八頁)から決して離れまいとするその独特な生き方だろう(1)(以下、( )内に頁数だけを示す引用はすべて『いのちの女たちへ――とり乱しウーマン・リブ論』文庫版からのものである)。彼女は幼時に被った性的虐待とそれに由来する梅毒の罹患という二つの「原体験」(九一頁)を自分の原点ととらえ、そこから生じる痛みのリアリティをつかんで離さない。そのこだわりは、「己れの闇は己れの闇。被差別部落民の、在日朝鮮人の、百姓の闇を、あたしたちは共有できない」(二四一頁)という言葉に鮮明に現れている。

しかし、田中の「私という真実」が興味深いのは、それがたんなる強烈な自己へのこだわりに終わらない点である。なぜなら、田中は「私」へのこの強烈な固執を一歩も譲らぬまま、それではとうてい不可能に見える他人との「出会い」を語るからである。「己れの闇は己れの闇。他人の痛みは共有できない」と言う一方で、他人との「出会い」を語る——このようなことを可能にする田中の「私という真実」とは、いったいどのようなものなのだろうか。

この問題を考えるうえで手がかりとなるのが、「永田洋子はあたしだ」（田中、一九八三、五三頁）という田中の言葉である。この言葉には、非常に特殊な、しかし決定的な他人との「出会い」が現れている。周知のとおり、永田洋子は連合赤軍の幹部であり、一九七二年二月、あさま山荘事件の直前に逮捕された。その後、連合赤軍メンバーの間でリンチ粛清、いわゆる「総括殺人」が繰り返し行われていたことが発覚し、数々の遺体が掘り出される。永田は獄中で脳腫瘍に罹患し、一九九三年に死刑判決が確定するが、刑を執行されることなく二〇一一年二月に獄死した。田中が『日本読書新聞』に「永田洋子はあたしだ」と題する文章を書いたのは一九七二年六月、総括殺人が暴かれて世間が驚愕し、犯人たちの中で唯一の女性であり、しかもリーダー格だった永田洋子に対して、激しい非難と興味本位の報道が浴びせられている最中だった。

永田洋子と田中とは現実に接触した経緯があり、両者の史実としての関係も非常に興味深いが、本稿ではそれは扱わない(2)。本稿が考えたいのは、「永田洋子はあたしだ」という田中の断言の形に象徴的に現れている自他の「出会い」の意味である。同じ形の発言は、「ベトナム戦災孤児はあたし」（一一四頁）、「永山則夫はあたしだ」（一七三頁）など彼女の著作の中に散見される。こうした発言は、田中が非常に特殊な形で他人と出会っていることをはっきりと示している。本稿は、この「出会い」の意味を、田中の「私」に対する強烈な固執との関係に焦点を絞って考察したいのである。「己れの闇は己れの闇、他人の痛みは共有できない」として譲らぬ田中が、その一方で他人を自分だと言い切る。この断言の意味は何だろうか。それは、「己れの闇は己れの闇」という彼女の「私」への固執とどのように関係するのか。「永田洋子はあたしだ」と言うとき、田中はどのような仕方で他人(永田)と出会っているのだろうか。

以下、第一節ではまず「己れの闇は己れの闇。他人の痛みは共有できない」という田中の直観と「永田洋子はあたしだ」という自他の「出会い」との関係について、「エゴイズムを克服して他人と出会う」という解釈と「自分の体験に基づいて他人を共感的に理解する」という解釈とを検討してみたい。これらの解釈は誤っているのだが、その誤りを具体的に明らかにし、考えるべき問題を正しく位置づけることが第一節の目的である。そのうえで、第二節では「私」に対する田中の強い固執の意味を、彼女の原体験に遡ってくわしく考察する。この固執の核心には、自分の「いのち」の根源的偶然性に対する深い自覚(痛み)がある。彼女が「共有できない」と考えたのはこの自覚(痛み)にほかならない。この自覚が「私が田中美津であること」という「私」の最深部まで届き、それゆえにどこまでも「一人」で負うしかない痛みであることを、この節で明らかにする。第三節では、この「一人」で負うしかない自分の「いのち」の偶然性に対する自覚がどのような自他の「出会い」を生み出すのかを考察し、彼女の「とり乱し」という考え方と「出会い」との関係を明らかにする。そして、最後に、このような自覚と生命倫理学との関係をめぐって考察が向かうべき方向を、いくつかの問いの形で示してみたい。

なお、こうした考察にあたって、本稿では一九七〇年代から現在にいたるまでの田中のさまざまな著作や対談、発言を平行して用いる。これに対しては、かつて激しいリブ運動に身を投じたが現在は鍼灸師として個人の治癒に携わる彼女の変化を考慮していないのではないかという疑念が当然生じると思われる。しかし、田中は繰り返し、自分は同じことしかしていないと言い続けている。これは具体的なひとつひとつの仕事や言動に関する発言ではなく、そうした具体的な所作を通じて自分が「要するに何をしているのか」という所作の意味のレベルに対して言われたことだろう。このレベルから見れば、田中は何をしていても、そこで「私という真実」から離れない生き方をし続けていると私は考える。本稿が田中のこの生き方を照らし出すことができれば、結果的にこの疑念にも答えることができるだろう。では、その考察を始めてみよう。

一　問題の正確な位置づけ

1　エゴイズムの克服か

「己れの闇は己れの闇」としてひたすら「私」にこだわり、他人の痛みを共有することはできないと断言する田中が、その一方で「永田洋子はあたしだ」というきわめて特徴的な他人との「出会い」を語る。この二つの事態の関係はどのように理解されるだろうか。いくつかの解釈の可能性があると思われるが、その中からまず退けておきたいのは、この関係を単純に「自己への執着を克服して他人に出会う」と解釈する立場である。この立場を退けるのは容易だが、その際に現れるいくつかの論点には注目しておく必要がある。

田中の「私」への固執は、彼女自身が後に「それってまったくのエゴよね」という言葉を使ってふり返っているように、まさにエゴイズムと受けとられかねない一面を持っている（田中、二〇〇九、二八九頁）。「自分の心にあいた穴しか見え」ず、それを埋めるために「身を粉にしてがんばるってことがすごい喜びだった」という彼女の姿は、自分自身の苦しみへの執着ともとれる一面をたしかに見せている（田中、二〇〇九、二八九頁）。

さらに、田中の「私」への固執は、いわゆる実存的に深い我執というよりは、むしろ私たちが通常避けたり克服したりしたいと考えるような、他人を省みない身勝手さに見えるものを含みさえする。たとえば、ベトナム反戦運動の最中に言われた「ベッドの中にまでベトナム戦争が入り込んでくる」という言葉に対して、彼女は「男と寝ている時に、ベトナムも沖縄も、抑圧民族もへったくれもあるか！」と「自分だけにそっとつぶや」く（六九―七〇頁）。「あたしのベトナム反戦は、絶対ウソじゃない」のだが、それと「男と寝ている時に、ベトナムもへったくれもあるか」ということとは、彼女の中で常に「一対」である（七〇頁）。このような例は多々あるが、その中からもうひとつ印象深い「不謹慎」（田中、一九八三、四頁）な例を挙げておこう。大切な友人の葬式へ行く道すがら、八百屋で安い巨峰を目に留めた彼女は、葬式帰りに喪服姿でその八百屋へ急ぐ。同行した女性に「なぜ安いと知っていたの？」と尋ねられた彼女は我にかえり、悲しみに打ちのめされているはずのときに「安い！帰りに買おう、なんてたとえ一瞬であれ考えた」自分にあっけにとられる（田中、一九八三、三―四頁）。

「自己」への執着を克服して他人に出会う」という解釈は、田中の「私」への固執がこうしたある種の身勝手さを含むように見えるところから生まれる可能性がある。この解釈に従えば、田中は「私」

を容易に手放さず、それに徹底的にこだわりながらも、しかし最終的には狭いエゴイズムの殻を破って他人に対する理解へ開かれていったことになるだろう。したがって、「永田洋子はあたしだ」という発言の中に含まれる田中の他者理解は、彼女が狭い「私」と格闘し、やがてそれを乗り越えた地点ではじめて生じることになる。その地点からふり返れば、「私」への固執は、自己の成長の中で最終的に克服されるべき課題として、つまり人間的成熟の糧にはなるが、いずれは手放すべき成長の一段階として位置づけられる。

では、この解釈はなぜまちがっているのか。それは、この解釈が非常に単純な時系列の誤りを犯しているからである。田中は、バセドウ病を患っていた永田洋子と、幼時の性的虐待のため二一歳で梅毒の罹患が判明した自分自身について、次のように書いている。

「若くしてその後の後半生に濃い色どりを加えるであろう病を得たことの、その外見は同じでも、しかし、イタズラをされた女がすべてリブをやるに至る訳ではないのと同じく、あたしと永田洋子のたどってきた道は、それはどこまでも交わることのない二筋の糸。それを知って、なおかつ己れを永田洋子だといい張るあたしの想いとは、それを記すだけでもたぶんこの原稿の枚数をあふれる字数となることだろう」〔田中、一九八三、五五頁〕

この箇所で田中は、自分と永田が若い女性としてつらい病を得たという外見は似ていても、決して二人をひとつに語ることはできず、それぞれがたどる道はどこまでも交わることのない平行線だとまず明言している。そのうえで、「なおかつ」彼女は自分を永田洋子だといい張る。つまり、彼女はこのとき、「己れの闇は己れの闇。他人の痛みは共有できない」という事実を手放したり克服したりしているわけではまったくない。それどころか、二人がどれほど似た境遇にあっても、「一人で生れ、一人で死んでゆく個体としての人間であれば、それはどこまでいっても交わらない一本の線」(二七八頁)と考えることを彼女は止めない。そのうえで、この「己れの闇は己れの闇」という事実とは正反対の「永田洋子はあたしだ」という直観が、ほかからは(あるいはおそらく彼女自身にとってさえ)まさに「いい張る」としか見えないような仕方で、この事実と並んで《同時に》自分の中に存在することを、田中は伝えようとしている。

したがって、さきほどの解釈が誤りなのは、何よりもこの二つの事柄の同時性をとらえ損なっているからである。繰り返し言うが、「己れの闇は己れの闇」としてひたすら「私」にこだわり、他人の痛みは共有できないと断言することと、「永田洋子はあたしだ」と直観することとは、田中において《同時に》起こっている。この同時性を見落とした最初の解釈は、非常に単純な誤りを犯していることになる。

2　体験の普遍化か

では、あらためて、「私」に徹底的に固執することと他人とある仕方で出会うこと(永田洋子はあたしだ)とが田中において同時であるとすれば、この「同時である」ことの詳細をどのように理解するべきだろうか。

ここでもまた、田中自身の発言をとりあげてみよう。彼女は一九八七年に行われた上野千鶴子との対談で、次のように述べている。

「「私、私」って言って、ずっと言い続けていると、大江健三郎じゃないけれど、ひとつの穴をずうっとほじくっていると、社会や人類一般につながる道に出るかもしれない」〔上野・田中、一九八七、二二二頁〕

「私、私、ってずっと言い続けていると、社会や人類一般につながる道に出るかもしれない」とは、「私」への強い固執が他人との「出会い」に直結する可能性を示唆した言い方である。ここで触れられた「大江健三郎」は、田中がこの対談の一五年前に、『いのちの女たちへ』で引用した大江健三郎の『個人的な体験』の次の一文を念頭においての発言だろう。

「個人的な体験のうちにも、ひとりでその体験の洞穴をドンドン進んでいくと、やがては人間一般にかかわる真実の展望の開ける抜け道にでることのできる、そういう体験はあるだろう」[3]（一一四頁）

『いのちの女たちへ』でこの一文が引用されているのは、田中が自分の個人史について述べた部分である。幼時の性的虐待と二一歳での梅毒罹患を抱えて、身動きがとれない罪悪感に一人苦しんでいた田中は、あるときたまたまベトナム戦災孤児の問題に触れて「ベトナム戦災孤児はあたし」と直観する。その直観が生じる直前の箇所に、この一文はとくに説明もなく置かれている。しかし、その意図は明白である。「私」の体験に徹底的にこだわり続けることが、そのまま何らかの仕方で他人との「出会い」につながる可能性を彼女は大江健三郎の言葉に見たのであり、だからこそこの一文を自分とベトナム戦災孤児との「出会い」の直前に置いたのだ。

しかし、問題は個人的な体験にこだわることこそが他人との「出会い」に、ひいては人間一般に関わる真実にまでつながるというときの、そのつながり方の詳細である。自分と他人のこのようなつながり方として、具体的にどのような可能性が考えられるだろうか。

すぐに思い浮かべられるのは、「私」の具体的な体験に基づいて同じことを体験した人々に共感する、自他の共感的なつながりの可能性だろう。自分にとってもっとも身近な「私」をひとつのモデルとし、そこで感じたことや体験したことから他人の気持ちを慮り、やがて他人一般を広く理解するということは当然考えられる。田中がいう自他のつながりは、この形にあてはまるだろうか。ベトナム戦災孤児や永田洋子との「出会い」も、この共感の過程で生まれるのだろうか。

さきほど見た一九八七年の対談での田中の発言――「私、私、とずっと言い続けると、社会や人類一般につながる道に出るかもしれない」――は、一見このような意味に受けとれる。しかし、この解釈も誤っている。対談での田中の言葉からは、むしろ逆に、自分の具体的体験を普遍化し、そこから時代や社会について発言することに対する強い躊躇が伺えるからである。

この対談の全般にわたり、上野は田中に対して繰り返し「私と時代」という問題を問うている。それは、かつてリブ運動において時代と激しく衝突した田中が、個人を超え個人を呑み込みながら変化する大きな時代の流れと自分自身との関係を、いま現在(一九八七年当時)どうとらえているのかという問いである。これは決して抽象的な問いではなく、一五年前のリブ運動の時代とは明らかに違う「今」に生きる人々と自分自身との関係をあなた(田中)はどう考えるのかという、上野の非常に具体的な問いかけでもある。ところが、田中は上野のこの問いに積極的に答えることを、ほぼ一歩も譲らず拒み続ける。リブ運動の中心にいた田中とフェミニズムの旗手である上野がぶつかり合った非常に興味深い対談は、上野自身が「あとがき」で記したように、両者の「ニアミス」(上野・田中、一九八七、二五三頁)に終わるのである(以下、[　]内は引用者)。

千鶴子　「私は私、時代とは関係ない、で終るのか、終らないのか。終らないなら、そのあとは、「だけど」とか、「しかし」とか続くわけね」

美津　「マル[句点]のあとは、「点、点、点、点」でね」

千鶴子　「あ、逃げられた」

美津　「でもあなた、わからないことはわからないって鮮度を持って維持し続けることはすごく大事なことだよ、私にとって」

千鶴子　「開き直るのね」

美津　「だって、本当にそうなんだもの」(上野・田中、一九八七、二一五―二一六頁)

この「私は私、時代とは関係ない。[マル]」で終わるとも終わらないともつかない田中の「点、点、点、点」の内実を明らかにしようとして、上野は田中をさまざまな方向から挑発する。しかし、田中はあくまでも「私ね、具体的に目の前に、自分の問題として近付いてこないかぎりは、だめな人なの」(上野・田中、一九八七、二一九頁)と主張して、上野の問いに決して応答しない。現代社会やそこに生きる人々に自分が何らかの関心を持つとすれば、それは具体的に目の前に現れた患者などとの個人的関わりを通じてでしかない、と言い続ける田中に対して、上野は、その個別の経験を普遍化・一般化して、時代や社会について何かを言うことはできないのか、言うつもりはまったくないのか、と問いつめる。そして、田中の『いのちの女たちへ』のメッセージが実際に持つ「普遍性」を挙げて、田中自身がそれをどう考えるのかを問う〔上野・田中、一九八七、二二六―二二七頁〕。

これに対して、田中は、自分の具体的体験を「普遍性」というレベルで語ることに、やはりどこまでも躊躇している。そして、『いのちの女たちへ』に関して上野が指摘した「普遍性」について、ぎりぎり次のように答える。

「そうだよ。自分にかまけるってことも普遍性高いよ、って私も言っちゃうけど、普遍性ってなんだろうね」〔上野・田中、一九八七、二二七頁〕

田中はここで、迷いながらもやはり「普遍性」という言葉を使わざるをえなくなっている。しかし、その「普遍性」はあくまでも「自分にかまける」という自らの生きる姿勢について言われているのであって、その姿勢をとることによって彼女が体験した具体的な事柄について言われたのではない。この点は非常に重要である。田中によれば、「自分にかまける」とは、自分の行為や人生にあれこれと口を出されることなく、「かけがえのない私」を自分で抱きしめることを指す〔上野・田中、一九八七、三五―三七頁〕。自己憐憫ではない形でそれをするためには、「かけがえのない私」だけではなく「たまたまの私」も必要だと彼女は言うのだが、その「たまたま」という偶然性の問題については次節で触れよう。いずれにしても田中は「自分にかまける」こと、つまり「私」に徹底的にこだわり、「私というリアリティ(真実)」から離れずにいるという自分の生きる構えをとりあげて、それについては普遍的でありうるかもしれないと述べたのである。つまり、彼女が他人と共有できる何らかの「普遍性」を見るのは、「私」に徹底的にこだわるという生きる姿勢(構え)についてであって、その姿勢(構え)をもって体験した具体的な事柄についてではない。

もちろん、体験の種類がよく似ていることは、「出会い」をもたらしやすくする大きなきっかけにはなりうるだろう。だが、それは田中が考えている「出会い」が成立するために絶対に必要な条件ではない。もし「出会い」の成立に同種の体験が必要だとすると、自分とは異なる体験をもつ他人との「出会い」は困難になる。通常、私たちはそう考えがちで、たとえば生まれ育った環境や体験したことがまったくかけ離れた他人との間に相互理解や連帯を作りだすことは、不可能ではなくても非常にむずかしいと考える。だが、田中はそうは考えなかった。それどころか、自分とはまったく違う種類の体験をしているという点で異なる他人との間にも成り立つ「出会い」の可能性をこそ模索した。そのことを示すために、同じ対談からもうひとつの「ニアミス」をとりあげてみよう。

この対談の中で、「実感」という言葉が微妙な争点になる場面がある〔上野・田中、一九八七、二一七—二二五頁〕。上野はこの言葉を「主婦的実感」「生活実感」などのごく普通の意味で、つまり何らかの具体的な体験の中で個人が感じるリアルな感覚を意味する語として用いる。そして、自分に具体的に関わる問題だけにリアリティを感じ、そういう問題だけを引き受けて考えると言い続ける田中を、上野は、自分に実感があることにだけ関わろうとする、ある意味で狭い立場として位置づける。そのうえで、そういう立場に立つならば、たとえば主婦体験のない自分、つまり「主婦的実感」をまったく持っていない自分は、主婦問題について論じることはできなくなってしまうではないかと問いかける。

この箇所の二人のやり取りは一見複雑に交錯しているが、上野に対する田中の答えはよく見ると非常にシンプルである。たとえば、それは以下のような応答に典型的に現れる。田中は、自分にとってリアリティのある問題となった事例として、彼女が鍼灸院で治療している若い肝臓ガンの患者を挙げ、それを踏まえて先の上野の問いかけに次のように答える。

千鶴子　「だけど、どちらも[この脈絡では、自分の不倫を上野に電話で話す人妻や、上野が講演に行く地域の女性グループの女たちが問題になっている]私の生活実感とは違うのよ」

美津　「わたしだって、ガンの人としての実感があるわけじゃないからね」

千鶴子　「そりゃそうだね。なんなのかなあ、[生活実感の違う他人に対する]そんな関心持たないほうがいいのかなあ」

美津　「そんなことはないでしょう」[上野・田中、一九八七、二二五頁]

要するに、田中はここで、自分がこの患者と「出会う」ために、同じガン患者としての実感は必要ではないと述べている。他人と本当に出会い、その人の抱えた問題に自分もリアルな関心を持つために、同じ実感は必要ではないのだ。あなた(上野)にもそれはわかっているはずだ、と田中は言うのである。(4) ここから明らかなように、自分に具体的にふりかかる問題だけにリアリティを感じ、それだけを我がこととして引き受けるという田中の主張は、いわゆる「実感」のある問題や同じ種類の体験を共有する他人にだけ関わるという意味では決してない。田中は、実感や体験を共有しない他人とも出会っている。それは、彼女の言う「出会い」に必要な要素が、そもそも体験や実感の類似性ではないからである。

したがって、「私」への強いこだわりが他人との「出会い」にそのまま直結するという田中の考えを、通常の自他の共感的なつながりや、自分の体験から他人の気持ちを推し量る、いわば「体験の普遍化」として解釈することも誤っている。この解釈は、田中の考える「出会い」が具体的な体験内容に依存しないことを見落としているからである。田中の「出会い」においては、互いにどれほど似た境遇でよく似た苦しみを味わっていても、そのことを条件として自他が出会うのではない。あなたと私はよく似た痛みを感じているという通常の共感は、田中が考える自他の「出会い」の本質的契機ではない。彼女と永田洋子が出会うのだとすれば、それは二人がした体験が似ているからではなく、もっと別の何かを理由としているはずである。

　しかしながら、次の点には注意しておかねばならない。田中の「出会い」が体験された具体的な事柄に依存しないということは、体験内容が似ていることに基づくごく普通の共感があることを否定するものではない。一緒に牡蠣を食べて腹痛を起こした者同士が「本当に、食中毒って苦しいね。あの痛さは経験してみないとわからないよ」と言いあうことに、何の不思議があるだろうか。ましてや彼女の「己れの闇は己れの闇」という表現を自他の体験内容の断絶と解釈し、そのような自他の断絶こそが逆説的に新たな出会いを開くと考えることは大きな誤りだと私は思う。田中の「出会い」はたしかに体験された具体的な事柄に依存しないが、それはただ彼女の言う「出会い」が各人の体験内容とは無関係に成立するという意味であって、それ以上でも以下でもない。要するに、田中が考えている「出会い」が共感に基づくような性質のものではないと言う、その点だけが重要なのだ。

　では、もう一度問題に戻ってみよう。田中と永田洋子の「出会い」が通常の共感とは異なる何かに基づくのだとすれば、その「何か」とは何だろうか。「私、私、と言い続けることだけが他人に通じる道を開く」と田中は語っており、しかしその意味は自分の体験の普遍化ではなかった。そうであるとすれば、ここに語られている「私」への固執を、つまり「己れの闇は己れの闇。他人の痛みは共有できない」という田中の直観をあらためて見直してみることが、彼女の永田との「出会い」の意味を教えてくれるはずである。

二　「私」への固執

1　二つの「原体験」

「己れの闇は己れの闇。他人の痛みは共有できない」という直観を彼女に与え、そこに現れる「痛み」や「闇」をもたらしたのは、先にも幾度か触れた二つの「原体験」――小学校就学前の性的虐待と二一歳で判明した梅毒罹患――である。

最初の出来事は彼女の実家の親しい従業員との間に起きた。そのせいもあり、この出来事は幼い田中にとって恐怖ではなく、むしろ「結構ワクワクした楽しい部分もあった」（田中、二〇〇五、二一〇頁）ほどの、秘密の意識も罪悪感も薄いものだった。最初の著作で、彼女はそれを「情事」（九七頁）と呼ぶ。彼女はそこに、両親が不仲だった幼い自分の「人の恋しさ」（九七頁）や、性にまつわる「ひそかな喜び」（九三頁）さえあったことを知っている。

この出来事は当時の田中自身の何気ない母親への告白から発覚し、その際の経験が田中に大きな衝撃を与えた。この点は重要である。彼女に直接の衝撃を与えたのは、実は性的虐待そのものではなく、その後の周囲の反応と、その反応を見て、出来事のすべてを瞬時に自分自身の罪や穢れとして受けとらざるをえなかった幼い彼女の「女」としての痛ましい心だった。少し長いが、『いのちの女たちへ』でこのときのことをふり返った田中の文章を引用しておこう。

「珍しく母が、あたしを膝の上に抱きかかえ、髪などすいてくれたその日、あたしは母を喜ばすか、驚かすかしたい衝動にかられて、楽しい内緒話を耳うちするつもりで、男との秘めごとを告げたのだった。事態は急変した。それは今想ってもドラマチックなものだった。男が呼ばれた。せんさくと糾弾のための「会議」が招集された。

あたしはその「会議」に列席することを許されず、それより少し離れて座らされた。時々「……だったんだね？」という質問が飛んできた。その時のありさまを、あたしから聞きだした母が代弁して語り、あたしはそれにうなずくのが役目として負わされたのだ。そのうち、低められた声の間から「おまんこ」ということばが聞えてきた。うすら笑いと共に語られるそのことばに、あたしは自分の「罪」を「穢れ」を感じた。そしてさらに、隣の部屋で聞き耳をたてる兄弟の、大人たちの態度を引き写して、あいまいにささやき合い笑いを忍ばせてこづきあうそのさまを、伏した目のすみにとらえて、あたしは、己れの胸に縫いつけられた「緋文字」の意味を知ったのだった」（九七―九八頁）

このときの母親や家族の反応は、起こった出来事に直面しようとしない通常の親とは違ってある意味で正しかったと、後に田中は繰り返し語るようになる。母親の怒りの矛先も、実際には田中に対してではなく、加害者である男とその父親に向けられていた（田中、二〇〇五、六三・八八頁。田中、二〇〇九、二八〇頁）。しかし、それでもなおこの出来事は田中に次のような激しい「一人」の認識を与えることになる。

「あたしはただただ寂しかった。親・兄弟といえども、一人で生れ一人で死んでゆくしかない個体としての人間……、知りたくて知った真実ではなく、云わばそれは誤ってめくってしまったページであった。自分のおなかが痛むということは、相手のおなかが痛むということとは、どこまでも違うのだ。「腹を痛めた我が子」などといっても、それはあくまで親の自己愛が言わしめることであって、もとより子の預り知らぬことなのだ。この世に生れでてあたしが得た、それは最初の認識であった」（九八―九九頁）

田中は最初の原体験から、自分は穢れた「罪人」であり、徹底的に「一人」だという認識を得た。この「一人」の認識、つまりたとえ親子でも別の人間だという認識そのものは、成長すればいずれ誰もが持たざるをえないものだと彼女は認める（九九頁）。しかし、それがある特殊な規範に背いた激しい罪の意識に誘発されて幼時に起こったことが、この冷たいけれどもごくありふれた認識を、常識的な深さをはるかに超えて田中の中に打ち込んだ。そして、二一歳でのもうひとつの原体験が、最初の体験に対していわば駄目押しの役割を果たす。

「どういう訳か、ある日突然自分の血液が汚れているのではないかという強迫観念を抱いて、検査を受けたらその予感が的中したという訳だった。信じられないような話だが、事実である。あたしの罪は確定された」（一一二―一一三頁）

幼時の出来事に起因すると思われる梅毒の罹患は、すでに罪悪感の虜だった田中にとって、自分はやはり「罪人」であり「本来生れてくるべきではない者」だったことをまさに「確定」する「あたり一面、闇」となるような衝撃となった（九一―九二頁）。しかし、そうであるならばなおさら、田中にとって決定的だったのは事柄の枠組を与えた最初の原体験だろう。「己れの闇は己れの闇。他人の痛みは共有できない」という直観を解明し、そこから導かれる「出会い」を理解するための手がかりは、最初の原体験の中にこそある。この原体験が彼女に与えた認識と、彼女がそこで感受した「痛み」の性質を明らかにしてみなければならない。

2　二つの「痛み」

さきほど述べたように、最初の原体験の衝撃の重心は、性的虐待そのものというよりは、むしろ周囲の反応とそれを受けて生じた田中の自己理解にあった。無論、これは性的虐待がそれ自体としては倫理的に善でも悪でもなく、問題はその受けとられ方にあるという意味ではない。自分の体にまだ無知な、それゆえに大人にはない生き生きとした直接的な生／性の感覚を持つ幼児を、その無知につけこんで利用する大人の行為は許しがたく卑劣極まりない。しかし、この出来事が周囲に明らかになったとき、田中は正当に「被害者」になることはできなかった。まったく逆に、彼女の中に生まれたのは自分が悪い、自分こそが穢れた罪人だという激しい罪悪感だった。そうなった直接の理由は、彼女自身の言葉からはっきり見てとることができる。

「あんなにお母さんが怒るようなことが楽しかったなんて、なんて自分は邪悪な子どもだろうと、そう私は思い込んでしまって……」〔田中、二〇〇五、八九頁〕

田中が通常の「被害者」になれず、罪悪感に囚われねばならなかった直接の理由は、「私も楽しんだ」というまさしく「情事」に対する積極的関与の自覚が、彼女の中にはっきりとあったためである。しかし、もう一度繰り返すが、人恋しい幼児がそれを「楽しんだ」ことはいかなる罪でも悪でもない。罪を着せられるべきは加害者の男である。それにもかかわらず、田中が一瞬にして自分を穢れた罪人だと感じざるをえなかったのはなぜだろうか。

それは、このとき「自分は女である」という事実が、その事実に伴う社会規範とともに、幼い彼女の中へあらためて叩き込まれたからにほかならない。それによって、すでに女に生まれていた彼女の中に、この時はじめて「自分は女である」という明白な自己意識が生じた。しかも、その自己意識は彼女にとって喜ばしいものではなく、「〈女は純潔〉でなければならない」(一〇九頁)という社会規範に深く侵食されて、自分がそこからすでにこぼれ落ちた存在(罪人)であることを教える鋭い「罪悪感の痛み」として生じたのである。

この罪悪感を何らかの仕方で相対化し、罪人となった自分を「外」から見ることができなければ、田中は罪悪感に貫かれたまま一生を終わり、彼女のリブは誕生しなかっただろう。では、どのようにして罪悪感の相対化は起こったのだろうか。その経緯を、もう一度罪悪感の発生にまで遡り、彼女の言葉を用いながらたどってみよう。

幼かった田中がまず被ったのは、「〈女は純潔〉でなければならない」という規範から転落したことに直接起因する痛み、つまり「罪悪感の痛み」である。しかも、彼女の転落は、その責任を加害者である男に見て自分を免罪できるようなものではなかった。それは「私も楽しんだ」ような転落、ありていに言えば「おまえは自ら好んで転落したのだ」と彼女に痛烈に突きつけるような落ち方だった。

それゆえ、この転落の痛みは彼女にとって自業自得の痛みとして、自分をめがけて落ちるべくして落ちてきた必然的な痛みとして感じられる。「「私は被害者」のところにすっきり立てない自分がいて、楽しんだ自分を罰し続けたの」（田中、二〇〇五、六二頁）と後に言うように、規範の内部に彼女の逃げ場はなかった。この強い自責の痛み、ほかの誰かのせいにすることができない罪の意識が、彼女から最初に言葉を奪う。

しかしながら、ある規範の下で自分を有責と感じ、罪悪感に囚われた人間が、それでもなお「罪悪感の痛み」から正当に逃れうる可能性がただひとつ残されている。それは、自分を罪人にしている当の規範の拘束力の「外」に出ることである。「そんな規範はどうでもいい」と言える立場に完全に立てるなら、規範の下では罪人とみなされるとしても、その人は罪悪感を感じずにいられる。規範の下でこそ感じていた罪悪感を、規範が力を持たない「外」から、「あの「内」にいたから生じた罪悪感であって、今の自分にとっては何でもない」と相対化することができる。それゆえ、田中もまた規範の拘束力の「外」へと、つまり規範そのものが意味を持たない場所へと脱出することを試みる。だが、それは容易なことではなかった。その理由は彼女が背いた規範の特殊な性質にある。

「〈女は純潔〉でなければならない」という社会規範は、田中自身がリブ運動で明らかにしたように、「女である」こととほとんど表裏一体と言えるほど、つまり人が作った社会規範ではなくほとんど「自然」とさえ錯覚されるほど強烈に女の身体に食い込む規範だった。「女である」者がその拘束力の「外」に出てすっきりと自由になることは、頭では考えられても、身体的にはほぼ不可能である。このことを説明するために、田中が繰り返し持ちだす次のようなエピソードがある。

「私自身の卑近な例でいえば、ある時、胡座《あぐら》をかいて何かやっていたんですね、女同士で話しながら。で、好きな男が入ってきたらしい気配を感じただけで、あっという間もなく私は胡座から正座に変えてしまって……(笑)。あぁ〜あと思いました。〔中略〕意識では、「女が、胡座をかいたっていいじゃないか」と一〇〇%思っている。ところが、好きな男が入ってきたらしい気配を感じただけで、考えるまでもなくからだが勝手に動いて正座になってしまった。女への抑圧って、かように身体化しているのか、いやぁ驚いたって思いました」(田中、二〇〇五、八五―八六頁)

いくら頭で「こんな規範などどうでもいい」と考えていても、身体が無意識にそれを裏切る例としてこれはわかりやすい。この規範は女に「かように」深く身体化されているため、「女である」限り、その人は事実上この規範の内部でこの規範に拘束されて生きることを強いられる。この規範に沿って純潔であることによって賞賛されたり、この規範に背いて穢れることによって追放されたりすること自体が、この規範の内部で起こるのである。したがって、この規範の「外」は、女にとって一見あるようで事実上存在しない。田中もまた「女である」限り、規範の「外」があることをうすうす予感はしながらも、それがどのような仕方で存在するのかはまったく不明であり、そこへ脱出することなどなおさらできない。「外」を求めて得られないこの苦しい状況は、当時をふり返った彼女の次のような叙述に克明に表現されている。

「〔友人の女性たちが送る進学や結婚などのごく当たり前の日常を前にして〕「それどころじゃないよ」、とつぶやくと、「今に」、「今に」、の声が聞えてきて、何が一体今に、なのかその疑問を疑問に思ったこともなく、ひたすら祈るような気持で、「今に」、「今に」の声の力に、あたしは手を伸ばし続けてきた。伸ばしても伸ばしてもつかむのは闇ばかりで……、しかし、それでも伸ばし続けることに、唯一、あたしの存在の可能性が賭けられていたのだ」（一〇一頁）

しかしながら、規範が与える罪悪感と規範そのものの特殊性によって二重に行き詰まり、いくら手を伸ばしても決して「外」に出ることができないこの状況が、当事者である田中に「罪悪感の痛み」とは別の性質の痛みを、すなわち自分が置かれたこの困難な状況そのものを自覚することに伴う新たな痛みをもたらすことになる。この新しい痛みは、その構造の中に罪悪感を含みつつ、それよりもさらに深くへ届く痛み、そもそも自分がこのような規範の下に置かれ、そこから出ることもできずに「罪悪感の痛み」を痛まねばならないこと自体に瞠目する痛みである。このような罪悪感を感じさせる規範の下に、「女である」者として、《なぜ、この私が》たまたま生まれてこなければならなかったのか——絶句のような問いを含むこの新しい痛みは、自分が今いる現在が自分にとって動かすことができない所与の必然的事実であるにもかかわらず、その根源においてまったくの偶然に委ねられていることを田中に告げている。自分のかけがえのない「いのち」が委ねられているこのような根源的偶然性について、彼女は後に上野千鶴子との対談の中で次のように述べる。

「どう考えてもね、私を決定づけてるものって、私が選べなかった条件なのよ……。［中略］どこの家に生まれたとか、どういう顔に生まれたとかさ。人生でとっても大事なことって選べないようになってるじゃない。その上に立って選択とか何とか言ってるだけであって、もう、たまたまっていう部分がものすごく広いわけじゃない。それがわかった上で選択って言ってるだけであってね」〔上野・田中、一九八七、三〇頁〕。

自分では動かしようのない自分の「現在」が、その根幹で偶然に支配されていること――「いのち」のこの根源的偶然性は「私はほかでもありえたが、なぜか今たまたまこのようにある」ということを意味しており、その裏には「私はほかでもありえた」という可能性がつねに貼りついている。しかし、それは知られても決して実現することのない、すでに死んだ可能性である。田中にとって、知ってもいまさら詮無いこの可能性を知ることは、自分がいる八方塞りの現在の「外」をまざまざと見せられながら、同時にそこへは決して行けないことを宣告されるに等しい。それゆえ、自分の「いのち」の偶然性の自覚である新しい痛みは、古い「罪悪感の痛み」以上に激しい痛みとなる。

しかし、このとき同時に、新しい痛みは、彼女を閉じ込めている「現在」が複数の可能性の中でたまたま実現したひとつの枝にすぎないことを田中に教えている。それ以外の可能性は死に、ただひとつの可能性がたまたま生き残って「現在」となった。自業自得の必然的な痛みとして感じられていた罪悪感とそれをとり巻く状況は、より大きな全体から見ればひとつの偶然の産物である。このことに気づくときはじめて、彼女は自分がその虜となっていた罪悪感をある仕方で相対化することができる。もちろん、このようなことがわかったからといって、規範の下で罪人とされた彼女の「内」での位置は少しも変わりはしない。この自覚は、この世の「内」の布置を変えるいかなる物理的力も持たず、この世の規範によって罪人となった者をわかりやすく免罪することもない。実際、田中は最初の著作を二〇年後に文庫化した際の「あとがき」で、「泣いている私は今でもボーゼンと泣いて」（三一八頁）いるとして次のように言う。

「心の傷を癒したい、癒せなければ幸せにはなれない、と長い年月固く思い込んでいた。たがしかし、心が癒えるとは一体どういうことなんだろう。改めて考えると、それはわかるようでわからない。だって過去において悲しかったことはズーッと悲しい。今でも悲しい。振り返れば私はいつだって元気で、そして悲しく、悲しくってそして元気だった――」(三二七頁)。

しかし、それでもなお、この自覚はそのような過去(から続く現在)そのものが、ある視点から見ると彼女自身の力ではどうにもならないひとつの偶然であることを告げ、彼女が今いる「現在」の意味を教え、規範や罪悪感を含むその状況全体を相対化する力を持っていることを持っている。このとき、実際にそこへ出ていくことはできなくても、ないはずの「外」がはっきりと感じられ、いま自分が閉じ込められている「内」がひとつの偶然であったことに彼女は気づく。だからこそ、この新しい痛みは、痛みであるにもかかわらず、同時に罪悪感からの救済の可能性となりうる。それは、この世での通常の免罪とはまったく違う意味をもつ救済なのだ(5)。

田中の原体験における「痛み」の性質について、ここまで考察してきた。そこには二つの異なる痛みがあった。ひとつは罪悪感という具体的な内容を持つ痛みであり、もうひとつはその「罪悪感の痛み」を相対化する、自分の「いのち」の根源的な偶然性の自覚としての痛みである。後者の痛みは、かけがえのない自分の「いのち」がその根幹において自分にはどうすることもできない偶然に左右されているという事実を彼女に教えている。この事実、すなわち「かけがえのない私」が実は「たまたまの私」でもあるという事実こそが、彼女の言う「私という真実」にほかならない。田中の「私」に対する強い固執は、この真実から、つまり自分自身の「いのち」の偶然性から離れずに生きたいという彼女の意志を――この真実をつかむ彼女の非常に強い「握力」を――示しており、前節で見たように、そのように生きる構えだけが彼女にとって何らかの「普遍性」を持ちえた。そして、このような偶然性の自覚にまで至ったがゆえに、田中のリブは女に課せられた規範を糾弾して具体的に社会を変えようとする運動であると同時に、人の生に関わる哲学的・宗教的ともいえるテーマを持つことになる。(6)

「たまたまそこに生まれ、たまたま出会った事柄によって背中の荷の重さが違ってしまうという事実と、人はどう折り合いをつけて生きていったらいいのか、私にとってそれは牛涯かけてのテーマなの。それは結局神様仏様との関係になるのかもしれないけど」(田中、二〇〇九、二八二―二八三頁)

しかし、ここでは考察をもとに返そう。原体験が与えた痛みは二つあるが、いま私はとくに後者の偶然性の自覚(痛み)を田中の「私」への固執に結びつけた。だとすれば、「己れの闇は己れの闇。他人の痛みは共有できない」という彼女の直観における「闇」や「痛み」は、この後者の痛みを指すことになるだろう。これについては別の角度からもう少し考察を深めることができる。田中は、最初の原体験から激しい「一人」の認識を得ていた。自分は徹底的に「一人」だというこの認識が、「己れの闇は己れの闇。他人の痛みは共有できない」という直観と同じものであることに異論はあるまい。だとすれば、この「一人」の認識において「一人」で負うしかないと考えられているものを明らかにすることによって、偶然性の自覚(痛み)の意味により近づくことができるはずである。

3　私が田中美津であること

最初の原体験から得た「一人」の認識を、田中は「親・兄弟といえども、一人で生れ一人で死んでゆくしかない個体としての人間……〔中略〕自分のおなかが痛むということは、相手のおなかが痛むということとは、どこまでも違うのだ」と語っていた。これとほぼ同じ文言を含む資料が、『いのちの女たちへ』に収められている。

「一人で生れ、一人で死んでゆく個体としての人間。あなたが〈おなかイッパイ〉になったことは、私が〈おなかイッパイ〉になったことではないという限界を、あたしたちはどこまでもお互い同士もっている」(二五一頁)

こちらの引用の方によりはっきりと表現されているが、人間同士で互いに「共有できない」と田中が考えているのは「おなかの痛み」や満腹感ではなく、あくまでも「自分のおなかが痛むということ」や「私が〈おなかイッパイ〉になったこと」である。人がどこまでも「一人」で負うしかないのは、正確には「おなかの痛み」ではなく「自分のおなかが痛むということ」の方なのである。

しかし、「おなかの痛み」と「自分のおなかが痛むということ」とは、どこが違うのだろうか。この違いは、さきほど見た二つの痛みの違いに重なっている。「おなかの痛み」は具体的な「罪悪感の痛み」に重なる。これに対して、「自分のおなかが痛むということ」は「おなかの痛み」が《この私》に起こっているという自覚であり、それゆえ、こちらは「罪悪感の痛み」が《この私》に起こっているという自覚に重なっている。この自覚は、自分に罪悪感を感じさせる規範の下に、「女である」者として、《なぜ、この私が》たまたま生まれてこなければならなかったのかという、自分の「いのち」の偶然性に対する驚きに満ちた気づきにほかならなかった。

したがって、「一人」で負うしかないと考えられているのは、やはり自分の「いのち」の根源的な偶然性に対する自覚（痛み）である。田中の視線は「おなかの痛み」ではなく、その「おなかの痛み」が落ちてきたのがたまたま《この私》であるという偶然の事実の方へ向かっているのであり、次の引用に見られるように、この視線の向きはつねに一貫している。

「このあいだの橋桁の下敷きになって死んだ人たちもそうだろうと思うわ。工事に手抜きがあって橋桁の強度がなんとかかんとかって原因追究されても、その人にとっても家族にとっても、どうして他の人間じゃなくって、自分が、娘がそこで死ななきゃならなかったかということが一番大きい問題だと思うのね。人間ってそういうもんじゃない？」（田中、二〇〇五、二〇頁）

さて、しかし「私」には「おなかの痛み」だけではなく、喜び、怒り、悲しみ、楽しさなどを伴うさまざまな体験が起こる。だとすれば、当然、「私」に起こるそれらすべての体験について、見えやすさの違いはあれ、その体験が落ちてきたのがたまたま《この私》であるということは成り立つだろう。たとえば、努力して受験に合格した人にとって、その喜びは努力した「私」に当然与えられるべきものだが、そのとき、その喜びが生起する場所がたまたま《この私》であるということも同時に言えるのではないだろうか。努力が報いられたという喜びとは別に、そのような喜びを喜ぶことができる状況に《この私》がたまたま生まれてきたという事実が、そこにはあるはずだ。努力に耐えうる心身の健康から、受験ができる経済環境や教育環境、さらには受験制度があるということまで含めて、このような布置に「私」があることはそもそも偶然なのだから。それゆえ、合格の喜びは「私」の努力の当然の報いだが、同時により大きな全体から見ればまさに偶然の産物でもある。「合格の喜び」が落ちてきたのが《この私》であることは、このような視点からすると決して「私」の功績ではない。それは、その根幹において偶然の賜物である。

このような視点から見れば、「私」に起こるあらゆる体験は、それが苦しみであれ喜びであれ、たまたま《この私》に起こっている。これを次のように言いかえることもできるだろう。田中美津のすべての体験が起こる場所、いわば「田中美津」という体験そのものが生起する場所が、たまたま《この私》なのである。第一節の1でとりあげた、身勝手に見える田中の言葉の真意はここで明らかになる。友人を亡くした深い悲しみから安い巨峰に喜ぶ小さな快楽まで、あらゆる「田中美津」の体験が生じる基体がたまたま《この私》である。彼女はこの事実に、すなわち「私が田中美津であること」という究極の偶然に触れて驚いている。彼女が自覚した「いのち」の偶然性の射程はここまで長い。

このきわめて長い射程を持つ、抽象度の高い偶然に対する驚きを何とか言葉にのせようとして、田中は次のように言う。

「ヒトそれぞれの人生は、いってみれば偶然の連続だ。そもそも、あたしにとっては、あたしがこの世に生まれでたということが、最大の偶然としてある。しかもその偶然が人間の一生に決定的な要素を持ち込むという、問題はそこだ」(田中、一九八三、一八四頁)

田中はここで自分の「誕生」という出来事をとりあげている。誕生は「私」に起こったひとつの体験ではあるが、「私」に起こるほかのすべての体験の始まり、つまり「田中美津」という体験全体の起点である。誕生の瞬間、「私」がほかでもありえた可能性はすべて死に、ただひとつの「田中美津」という可能性だけがたまたま「私」に実現した。つまり「私が田中美津」になったのである。このとき「私」にとっての「内」がはじめて決定的に、しかしまったく偶然にかたどられた。したがって、誕生とは、いわば「この」世のぎりぎりの際にある、「内」と「外」との境界をなす象徴的な出来事である。田中が誕生を「最大の偶然」と言うとき、彼女は誕生という出来事を通して、それが指し示す究極の偶然を、つまり「私が田中美津である」という偶然の事実を透かしみている。

以上、田中が他人と「共有できない」と考えている自分の「いのち」の偶然性に対する自覚(痛み)が、「私が田中美津である」という究極の偶然にまで届きうることを見た。原体験が彼女に与えた偶然性の自覚は、自分がたまたま「女である」という偶然のみならず、自分がたまたま田中美津であるという「私」の根幹をなす偶然に達している。「私」はほかでもありえたが、たまたま田中美津であるということ——この偶然こそが、誰もが負いながら、しかし他人とは共有できず、どこまでも「一人」で負う以外にないと彼女が直観した「痛み(闇)」の核心である。

では、このように「一人」である者がどのようにして他人に出会うのか。最後にその問いに答えねばならない。

三　他人との「出会い」

結論から言えば、田中は、人は前節で見たような仕方でどこまでも「一人」だが、しかしそのように「一人」であることを通してこそ他人と出会うのだと考えていた。実際、彼女は次のように言う。

「己れの闇は己れの闇。共有しえない闇の重さの、共有しえないということを共有していくしかない」(一〇二頁)

「出会っていくということは、なぐさめるのでもなく、抱きかかえるのでもなく、互いに共有しえない闇の、その共有しえないということの重さを共有していくことなのだ」（一五八頁）

「田中美津」という体験が他人と比べて軽かろうが重かろうが、その体験がたまたま《この私》に落ちてきたという事実は――「私が田中美津である」という偶然は――どこまでも「一人」で負うしかない。それが「己れの闇は己れの闇。他人の痛みは共有できない」ということの意味である。私がほかでもありえたにもかかわらずたまたま田中美津であるということは、私が負っている私の「いのち」の偶然であって、たとえ親子であってもそれを代わることはできない。「痛み――闇とはそれを闇と感じる個人にとっては常に絶対的なものだ」（二四〇頁）と彼女は言う。[7]

しかし、私だけではなく、他人もまた誰にも代われないその人の「いのち」の偶然を「一人」で負っているという事実に、何かをきっかけにして私が気づくことがある。「共有しえない闇の重さの、共有しえないということを共有していく」とはこの事実に対する気づきであり、それが田中の言う「出会い」にほかならない。たとえば「ベトナム戦災孤児はあたし」と彼女が言うとき、そこにはこの気づきが、すなわち「出会い」が起こっている。

「それは同情なんかでは決してなかった。〔中略〕いま痛いあたしが、いま痛い子供たちを知ったのだ。ベトナム戦災孤児はあたし、だった」（一一四頁）

「同じベトナムでありながら、焼かれる村と焼かれない村があり、母を殺された子と、殺されない子があり、片足を失う子と五体満足な子がいる。そこのところがまず心にひっかかる」（一一八頁）と田中は言う。このとき彼女が考えているのは、自分と「ベトナム戦災孤児」との具体的な体験の類似性ではもちろんない。田中は家を焼かれたわけでも、母を殺されたわけでも、また片足を失ったわけでもない。彼女が目を向けているのはどこまでも「偶然」である。ある休験がなぜたまたま《この私》に落ちてきたのかという問いを、自分だけではなくベトナム戦災孤児たちもまた「一人」で負っているという事実に気づくとき、「ベトナム戦災孤児はあたし」になる。「いま痛いあたしが、いま痛い子供たち」と出会うのである。

「「なんで僕のお母さんだけ死んじゃったの」「どうして私だけ足がないの」っていう子どもたちの嘆き悲しみ。それが私にはすべてだった。だって泣いてるベトナムの子どもって、私自身だったから…。「なんで私の頭にだけ石が落ちてきたのか」という切ない思いは、ベトナムの子どもの悲しみと地続きに思えた」（田中、二〇〇九、二八二頁）

「出会いの中でしみじみと胸にあふれて、「あんたもシンドイことだねえ」と、我が身の生き難さとを合せて、絶句する。ヒトはみな、それぞれの生き難さをかかえ、その闇を誰とも共有でき得ずして、ひとり行く」（田中、一九八三、六一―六二頁）

田中が、決して共有しえないその人だけの偶然を永田洋子にもまた見たことは、ここまで来れば明白だろう。連合赤軍事件に接した田中は、女として同じように病に苦しみ、同じように革命に救いを求めた自分と永田が、その後なぜリブと総括殺人へ分かれていったのかを自問する。田中はその答として、自分の病がたまたま永田とは違って否応なく女の性を意識させる梅毒だったことを挙げている（田中、一九八三、五七頁）。しかし、このときもまた田中の視線は「二人の病の違い」を通して、その病の違いをもたらした「偶然」へ向かっている。彼女ははっきりと次のように言う。

「その別れ道は、偶然がもたらした。つまり、女から女たちへと己れを求めていったあたしと、八ヶ月の身重の女を殺した永田との違いなど、偶然でしかないということだ」(田中、一九八三、五七頁)

田中をリブへ導いたのは正確には梅毒という病ではなく、その病がたまたま彼女に与えられたという偶然の事実だった。「永田洋子はあたしだ」と言うとき、彼女は、自分自身の現在(リブ)がある視点から見れば完全な偶然の産物であることに気づき、それが永田の現在(総括殺人)についてもまったく同じようにあてはまることに震撼している。彼女も永田もたまたま得た病気に影響されながら自分の道を求めようとしたのであり、「そういう意味では永田と私は一緒」なのだ(田中、二〇〇九、三〇二頁)。二人はともに、それぞれの「いのち」の根源においてそれぞれの偶然に翻弄されながら(=永田洋子はあたしだ)、しかしその偶然によってまったく違う人間となった(=私はほかでもありえたが、たまたま田中美津である)。このことに気づくとき、彼女は永田洋子と「出会う」のである。

「とり乱し」という考え方が生まれるのも、この「出会い」においてである。彼女は「とり乱し」を「自分と出会うこと」に結びつける。

「とり乱すとは、存在そのものが語る本音であって、それがその時々の最も確かな本音なのだ。自分と出会うことなくして、他人サマと出会うことなどありえないが、自分と出会うとは、自分のとり乱しと出会っていくことではあるまいか。「己れは己れ」といった場合の、その己れとは、前者はとり乱しそのものを指し、後者のそれは、その本音を依りどころに社会を知り、人間を知り、己れを知っていくところの、その己れに他ならない」(六五頁)

自分の「現在」がある視点から見れば完全な偶然の産物であることを知っている人、つまり「私はほかでもありえたが、たまたま今こうある」という事実に触れている人だけが、その事実に驚き、とり乱す可能性をもつ。たとえば、好きな男の気配に胡座《あぐら》を正座に変えたというさきほどの例をもう一度とりあげてみよう。このとき、田中はまさに「とり乱し」ているのだが、彼女はそこに「〈女らしさ〉を否定するあたし」と「男は女らしい女が好きなのだ、というその昔叩き込まれた思い込みが消しがたくあるあたし」の、矛盾する二人の私がいると言う(六八頁)。毅然として〈女らしさ〉を否定するリブの私だけなら正座にはならなかっただろうし、女に生まれ、規範を叩き込まれた私だけなら正座した自分にとり乱しはしなかっただろう。矛盾する二人の私があってはじめて、胡座を正座に変え、かつそれにとり乱す生身の「私」が生まれる。二人の私が交差するところに生まれるその生身の自分を、彼女は「〈ここにいる女〉」(六九頁)と呼ぶ。

だとすれば、〈ここにいる女〉とは、毅然としたリブの女でもありえたし、そのような女でありたかったにもかかわらず、たまたま今ここで〈女らしさ〉を身体化し瞬間的に正座になってしまう田中自身の生き難い「現在」にほかならない。その自分の「現在」に触れるとき、田中はとり乱す。つまり、「とり乱し」とは偶然に翻弄される自分の「いのち」の現在に触れた驚きであり、それに触れている「証《あか》し」である。

「とり乱す、そのみっともないさまこそ、〈ここにいる女〉のまぎれないその生の証しに他ならない」(六九頁)

では、この「とり乱し」は他人との「出会い」にどう関わるのだろうか。他人もまた、当然のことながらその人の「とり乱し」を通じて、その人だけの偶然を背負っていることを明らかにする。しかし、私が他人の「とり乱し」を見てその事実に気づいても、「私が田中美津である」以上、他人の偶然を肩代わりすることはできない。私にできるのは、私はあなたの偶然を肩代わりできないという事実に——「私が田中美津である」という偶然に——とり乱すことだけである。したがって、田中がいう自他の「出会い」は、他人の「とり乱し」を通じて他人もまた他人だけの偶然を負っていることに気づき、その「とり乱しに対してとり乱す」(一六四頁)終わりのない行程を意味している。彼女は、この行程を「祈り」と呼ぶ。

「あきらめようとしても、あきらめられるハズのない、出会いへの、その祈りの中にしか[出会いは]ない」(一六四頁)

このように言うとき、彼女は、自他の異なる「いのち」を生みだし、今なお自他の異なる「現在」を作り続けている偶然への「惧《おそ》れ」(二七八頁)を感じとっている。それぞれが「一人」でとり乱す瞬間に感じられるこの惧れを、それが何であるかを互いに説明することもできぬまま、それでもなおそれぞれで感じとって互いに肯きあいたいと願う、その祈るような思いの中に田中の「出会い」はある。このような「出会い」が、通常の自他の出会いではないことは明らかだろう。しかし、彼女が離れまいとする自分の「いのち」の事実——「私という真実」——は、それがこのような偶然への惧れと祈りに浸されていることによって、ほかの女たちへの、ベトナム戦災孤児への、永田洋子への、そして私とはまったく違う新しい他人への通路となりうるのである。

おわりに

以上のような田中の「いのち」の偶然性の自覚は、同じ生命（いのち）を問題にしながらも法や社会制度の領域に関わり、現実社会の中で具体的な実用性・実践性を求められる生命倫理学とどのように結びつくだろうか。この問題は、「いのち」の偶然性の自覚と現実社会との関係という大きな枠組に関わっている(8)。この問題に答えることは容易ではないが、ここまでの考察に基づいて、その答えがあるであろう方向へいくつかの問いを向けることはできる。その作業を行うことで、本稿の結びとしたい。

自分の「いのち」の根源的偶然性に対する自覚は、第二節でも述べたように、この世の現在の「内」の布置を変えるどのような物理的力も持たない。それは完全に無力な自覚である。たとえば、永田洋子の犯した罪が、「それは私にはどうしようもない偶然の帰結だったのだから」という理由で免罪／減刑されることは決してない。同じことは被害者の側についても言える。先に引用した橋桁崩壊の事故を例にとれば、被害者にとって「なぜ私がたまたまあの橋の下に」という「偶然」はもっとも悲痛な問題である。しかし、それと事故の原因追究とはまったく別の事柄であり、原因は原因として明らかにされねばならない。そして、このことがおそらく被害者の痛みをいっそう強くする。田中が言うように、どれほど詳細に原因が究明され、被告が公正に裁かれ賠償がなされても、それは「ほかでもありえたのに、なぜたまたま《この私》が」という本稿で見てきた問いに対する答えではなく、この問いとはつねにすれ違い、この問いに伴う痛みを少しも減らすことはないからである。

では、偶然性の自覚はなぜこのようにこの世の「内」の法や社会制度とすれ違ってしまうのだろうか。それは、そこで自覚された偶然がこの世の「内」をかたどるものであって、できあがった「内」にとっていわばつねに「過去」だからである。「ほかでもありえた」というのはすでに死んだ可能性であり、「なぜかたまたまこうなってしまっている私の現在」はこの偶然性の自覚によって寸分も動くことはない。それは、あらゆる意味で完全に終わってしまった事実の確認である。このような「過去」を自覚して語ることに、この世の「内」で、いったいどのような意味があるだろうか。

しかし、それは「現在」をまったく動かさないにもかかわらず、それでもなお田中にとって意味があった。いや、それどころか、それは彼女とあらゆる女の「将来」を大きく動かした。この偶然性の自覚を通じて田中は「変えられるものと変えられないもの」を見わけ、そこから始まった彼女とその後の女たちのリブ運動は現実に社会を変え、女自身の意識を変えていったからである。

「私は自分では背負い切れないようなものを無理やり背負わざるを得なかったときに、生きるってことは不条理なことだ、どこまでいっても、どんな社会になろうとも、「なぜ私の頭に災いが起きたか」という不条理はずっとあるんだということに気づき、それを受け入れたの。〔中略〕でも、私はクズの女なんだという惨めさの中で私が生きてこなきゃならなかったのは、主要にこの世の中に横行している女に対する誤った価値観のせいです。女は純潔をもって良しとするような。そういった価値観は私たちの手で変えられる。だから変えていく。そして変えられないものは受け入れる。というのが私の立った場所だったの。

つまり、私の頭に落ちた石を不条理として受け入れる一方で、「なんで私が不幸にならなきゃいけないのよ」、と怒った人間なのね、私は。私のリブは、いわばそこから始まった」(田中、二〇〇五、二〇—二一頁)(9)

偶然性の自覚は田中に彼女が置かれた「現在」の意味を教え、変えられないものを受け入れ、変えられるものを変える力を与えた。彼女のリブはそこから始まった。田中は後に「運動というのは、いつもどうしてこう人びとの生きる巾より狭いんだろうか?」(田中、一九八三、二八一頁)と語っているが、逆に言えば、否応なく偶然に翻弄される人間の「いのち」の振幅に何らかの仕方で触れている運動だけが実際に人々を動かし、社会を変える力をもつのである。リブはまさにそのような運動として展開され、現在も個々の女の中に形を変えて生きている。同様のことは、同じく人間の生命(いのち)に関わりながら、実践的に現実社会の中で機能することを求められる生命倫理学についてもあてはまるはずだ。そうであるとすれば、私たちは偶然性の自覚について――この自覚が「現在」に対して物理的に無力であるにもかかわらず、私たちに今いる「現在」の意味を告げ、それを通じて「将来」を決定的に変える力を与える不思議について――それが生命倫理学とどう結びつくのかをもう一度考えてみなければならない。それは次のような問いをひとつずつ問い直していくことを意味するだろう。

「いのち」の偶然性の自覚が法や社会制度に関わる生命倫理学にとって「過去」であるとは、より正確に言えばどういうことだろうか。その「過去」を忘れることは、生命倫理学にとって何を意味するのか。「過去」を忘れることと、忘れずに記憶しておくことの違いは何だろうか。「過去」は「現在」を動かすことはないが、しかし「現在」に何らかの奥行きを与えるのではないか。その奥行きとはいったい何だろうか。それは私たちの「将来」にどのような影響を与えるだろうか。私たちはこれらの問いが彼方に結ぶ焦点を見すえながら、ひとつひとつの問いに、急ぐことなくていねいに答えていかなければならない。

(1) 田中は『いのちの女たちへ――とり乱しウーマン・リブ論』を後にふり返り、「あの時伝えたかったのは〝私の真実〟ではなく〝私という真実〟だった」(三二八頁)と語っている。この言い方は、「とり乱す私」を自分にとってただひとつのリアリティ(真実)ととらえる田中のスタンスをよく示している。本稿で見ていくように、田中にとって「私」と「真実」とは決して別のものではなく、偶然に翻弄される「私」の生き難い現在こそが「真実」である。同じ姿勢は、元リブ新宿センターメンバーの座談会(一九九六年)に出席しなかった理由を「他のメンバーたちはいい。自分の「真実」を話す機会だもの。でも私は抜けることで、私自身を語りたい」(田中、二〇〇五、七二頁、強調は引用者による)と述べた際にも一貫している。

(2) 田中と永田の、あるいはリブと新左翼の関係については、ジェンダー論や社会学など、さまざまな角度からの考察がある。

大塚英志は『「彼女たち」の連合赤軍』でジェンダーと連合赤軍事件の関係を論じている(大塚、二〇〇一)。また、彼は帰国後の田中の「東洋医学への回帰」に、出産本を執筆する少女まんが家たちが神秘主義的身体論に走り、「私」という主体を持ちながらもそれを「あっさりと宇宙に委ね」てしまう状況と同質のものを見ている(大塚、二〇〇七、一四一―一五二頁)。

上野千鶴子は、二〇〇九年に行われた田中との二度目の対談で、「一番気になっているのは、新左翼とリブの分岐は何だったんだろうかということ」と言い、これに焦点を絞って田中から発言を引き出そうとしている(田中、二〇〇九、二九〇頁)。

北田暁大は、田中と永田がともに、上野が言うところの「女性革命兵士という問題系」に、つまり女と対抗暴力をめぐる問題に自覚的に直面している点に注目する。その上で田中の永田に対する見解を読み解き、「永田は自己肯定のために、つまり「男のための価値ある」殉死を拒絶するために、「自己肯定なき自己否定」＝総括を徹底させ、「男なみの女」を越えるゾンビ的な死せる身体の獲得を目指した」と結論する(北田、二〇〇九)。

(３)　大江健三郎『個人的な体験』新潮文庫、一九八一年、一八四頁を参照。

(４)　他人の問題にリアルな関心を持つために、その他人と同じ「実感」は必要ではないということを実は上野も知っている。たとえば、同じ対談内で上野は、母と同じ体験を味わわなくても「母の生き方と私が地続きだってことはイヤでもわかる」として、次のように言う――「たとえば、主婦的実感なんて、私の生活には全然ありませんよ。全部避けて通ってるけれども、でも主婦的経験と自分がやっぱりつながってるの、私わかるんだもの」(上野・田中、一九八七、八〇頁)。ちなみに、上野のこの「地続き」という言い方を、田中もまた「ベトナム戦災孤児はあたし」という直観を語る際に使っている(田中、二〇〇九、一八二頁)。

(５)　すぐ後の引用にあるが、田中がこのような自分の「いのち」の偶然性との「折り合い」を、この世を超えた「神様仏様との関係」としてとらえていることは示唆的である。

(６)　リブはひとつには社会運動として、またひとつには彼女(も含めて多くの女たち)の偶然性の自覚としての様相を持つように思う。そこには「運動の巾」と「人びとの生きる巾」とが見事に重なり、やがてずれていく様子が見える(田中、一九八二、二八一頁)。しかし、「おわりに」でも触れるように、この重なりこそリブ運動があれほどまでに嘲笑されながらも最終的に女を変え、社会を動かした理由ではないだろうか。

(７)　「私が田中美津である」という自覚(痛み)は「私」にとって絶対的なものだが、他方「田中美津」という体験内容を他人と比較することはできる。つまり、各人が各人の「いのち」の偶然性において具体的に体験している事柄は、お互いに比較することができる。たとえば、田中はリブ運動の直前、運動のための経済的配慮からホステスのアルバイトを試みたのだが、そのとき彼女は、ホステスという仕事を試みに選ぶことができる中産階級の女である自分とほかのホステスたちの間に、経てきた具体的な体験の軽重があることを明らかに感じている(七四―七五頁)。

だが、同時に彼女は次のように言う。

「中産階級に生れ、生きもせず死にもせずの、生をまさぐってきた女が、いまやっと生殺しにされていく「痛み」を「痛い」と感じて、リブに出会ったのだ。他のホステスが、個人史の必然として、そこにその身を置くのなら、あたしはあたしで、中産階級のその個人史の必然として、リブに出会ったハズなのだ。むろんホステスをするに至る必然と、リブをするに至る必然を、同じ位置において語ることはできない。しかし、もしあたしがホステスという職業を選択しえたという、そのことだけをもってあたしと、その、選択もへったくれもなくホステスをやっている女たちを較べ、論じて、あたしの生きざまの軽さを否定することは、己れ自身に許せない。あたしの個人史が、ホステスを選択しえるものであった、つまり、あたしが中産階級に生れたということは偶然としか言いようのないことであって、だから、あたしのホステスぶり、そのとり乱しの按配《あんばい》を、その偶然をもって否定したならば、己れ自身の存在そのものを否定することになる」(七六頁)

生きてきた経歴や体験には明らかに差がある。しかしその体験が落ちてきたのがたまたま《この私》であるという深い偶然は、それを自覚した者にとって絶対的なものである。この偶然から目を背けることは「己れ自身の存在そのものを否定すること」であり、自分をやめることに等しい。そんなことができるかのようにふるまうことには、「どこかウソッパチ臭さ」(七五頁)がある。本稿ではとりあげなかったが、田中のこの鋭い直観は、学生運動や反戦運動の中で掲げられた「加害者の論理」(自己否定の論理)に対して彼女が「うさん臭さ」(二三七頁)を感じるときにもまた働いている。

(8) 「いのち」の偶然性の自覚と現実社会との関わりは、もうひとつの問題として、こうした自覚を得た人がその後どのような生き方をするのかという問いを呼び起こすように思う。しかし、この問いに予測をもって答えることはむずかしい。偶然性の自覚は、第一節の2で触れたように、生きる上でのある種の姿勢(構え)

として現れる。たとえば、テニスの達人はさまざまな球に対処できる身体の構えを持つが、具体的にどのような打ち返し方をするかは、実際に球が来てみないとおそらく当人にさえわからない。しかし、打ち返した後でそのフォームを見ると、いかにもその人らしい適切な形が生まれている。それと同じように、自覚を得た人ならばこのように生きるはずだという予測はつねに裏切られ、しかし私たちはその思いもよらぬ生き方に、まさにその人であるような卓越した形を見て驚くのではないだろうか。

また、これとは一見矛盾するようだが、一度得られた偶然性の自覚がその人から失われること——いわばこの自覚をつかむ「握力」が弱まること——も当然ありうる。この自覚をどのようにつかみ続けるかはおそらく宗教の領域に属する問題であり、本稿で論じることはできない。

(9)　ここで語られていることは、状況は異なるが、アルコール依存症者の自助グループであるアルコホリクス・アノニマス(AA)などで用いられる次の「平安の祈り」を思い出させる。

「神さま私にお与えください

変えられないものを受け入れる落ち着きを

変えられるものを変える勇気を

そしてその二つを見分ける賢さを」〔斎藤、一九九五、六二頁〕

AAにおいても、依存症者が自分の決して変えられない現在を自覚したとき、すなわち「私はただの一人のアル中だ」という酒に対する完全な無力を自覚したときに、その自覚が将来を変える再生の出発点となると言われる。AAにおける自覚の問題については、〔脇坂、二〇〇一〕等を参照。

引用・参考文献

上野千鶴子・田中美津、一九八七年『美津と千鶴子のこんとんとんからり』木犀社。

大塚英志、二〇〇一年『「彼女たち」の連合赤軍——サブカルチャーと戦後民主主義』角川文庫。

――――、二〇〇七年『「おたく」の精神史――一九八〇年代論』朝日文庫。

北田暁大、二〇〇九年「問題としての女性革命兵士――永田洋子と総括空間」(岩崎稔・上野千鶴子・北田暁大・小森陽一・成田龍一編著『戦後日本スタディーズ②――「60・70」年代』紀伊國屋書店)。

斎藤学、一九九五年『魂の家族を求めて――私のセルフヘルプ・グループ論』日本評論社。

島薗進、二〇〇七年『スピリチュアリティの興隆――新霊性文化とその周辺』岩波書店。

田中美津、一九七二年『いのちの女たちへ――とり乱しウーマン・リブ論』田畑書店(一九九二年、河出文庫。本文中のページ指定は文庫版による)。

――――、一九八三年『何処にいようと、りぶりあん――田中美津表現集』社会評論社。

――――、二〇〇五年『かけがえのない、大したことのない私』インパクト出版会。

――――、二〇〇九年「インタビュー 田中美津「未来を掴んだ女たち」――[聞き手]上野千鶴子・北原みのり」(岩崎稔・上野千鶴子・北田暁大・小森陽一・成田龍一編著『戦後日本スタディーズ②――「60・70」年代』紀伊國屋書店)。

森岡正博、二〇〇一年『生命学に何ができるか――脳死・フェミニズム・優生思想』勁草書房。

脇坂真弥、二〇〇一年「意志の破綻と自己肯定――アルコール依存症からの回復を手がかりにして」(長谷正當・細谷昌志編『宗教の根源性と現代』第1巻、晃洋書房)。

――――、二〇〇三年「セルフヘルプ・グループにおける「共感」の意味――アルコホリクス・アノニマスを手がかりにして」(『東京理科大学紀要(教養篇)』第三六号)。

――――、二〇〇八年「表現としての飲酒――AA誕生時に見られる自覚の伝達を巡って」(京都宗教哲学会編『宗教哲学研究』第二五号、昭和堂)。

第三章

いのち・病い・死・癒しの語りべ

——中川米造論へのメモ

佐藤純一

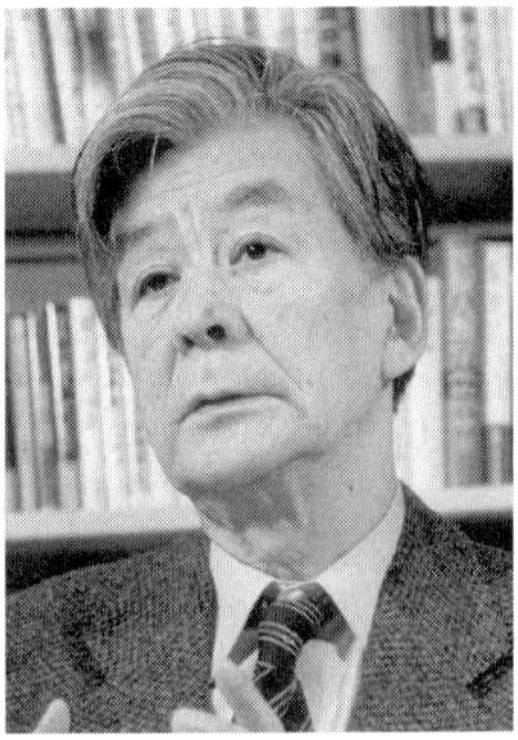

中川米造《なかがわよねぞう》
（一九二六―九七）

中川米造は、一九五〇年代から一九九七年まで、社会に向かって医学・医療に関する発言をし続けた医学哲学者（医学概論研究者）である。

一九二六（大正一五）年、旧植民地の朝鮮・京城（現在の韓国・ソウル）で、穀物取引業の中川泰治・美貴夫婦の長男として生まれる。両親は医療関係者ではなく、また近親者にも医師がいたわけでもなかったが、幼少期から医師になることを志していたという。地元京城の竜山公立中学校（旧制）を卒業後、地元の京城医学専門学校には進学せず、「内地」の医学部に進学することを目指して、四三年に「内地」島根の松江高等学校（旧制）に進学する。第二次大戦末期の高校での二年間は、講義を受ける時間は少なく、ほぼ、「援農」と称する労働奉仕に駆り出される日々であったという。

この「援農」の期間中に、身体不調が出現し、「村の開業医」に「肺尖カタルと肋膜炎」（肺結核）

と診断され、休学と帰郷を命じられ、「死に至る病」の恐怖を経験することになる。しかし、この肺結核診断に関しては、後日、他の病院の診察・検査で「異常なし」となり、学校と「援農」に戻ることになる。四五年松江高等学校を卒業し、京都帝国大学医学部医学科に入学する。

この敗戦の年の四月に入学した医学部では、一カ月程度の講義の後、舞鶴港での港湾荷揚げ作業に動員され、その動員の夏休み中に敗戦をむかえる。四六年には、医学生でありながら、大陸からの引き揚げ邦人輸送の「復員船」で医療助手として働いている。そして、この医学生時代に、当時大阪大学医学部で医学哲学(医学概論)を講義していた哲学者・澤瀉久敬に、個人的に師事し、医学哲学の研究を始める。四九年に医学部を卒業し、インターン修了後、翌年に京都大学医学部耳鼻咽喉科医局に助手として入局、医師として医療・医学研究に従事する。

五四年に、恩師の澤瀉久敬から、医学概論の後継者として大阪大学医学部に招かれ、大阪大学医学部衛生学講座の医学概論専任講師として着任する。ここから、四〇年間、大学医学部にて医学哲学(医学概論)の研究と教育に従事しながら、社会に向かって、医学・医療に関する議論を発言し、さらに、医療過誤、薬害、「公害」などの被害者の救済・支援の行動をしていく医学哲学者として生きていく。その発言と行動は、医師であり医学部の教員でありながら、近代医学批判と患者中心の医療の主張を基調にしており、医療者だけでなく、患者・病人・市民、そして、医療に関する諸科学の研究者に、幅広い分野で多大な影響を与えた。九七年九月に腎癌にて死去するが、その「死の床」においても、病い・医学・死について語り続けた。

著作は、単著単行本が二〇冊以上、著編集単行本が三〇冊以上、共著単行本が七〇冊以上あり、雑誌掲載論文・原稿は六〇〇編を超える。

(写真提供＝朝日新聞社)

はじめに

その男性は、病衣(入院患者の寝間着)姿で、椅子に座っていた。病衣を通しても、やせ衰えた身体から、衰弱している様子も見てとれて、目が落ちくぼんだ顔面には黄疸も認められる。その男性が、背筋を伸ばし、毅然として、こちらに向かって語り始めた。

彼は、自分の生命がまもなく終焉することを前提にしながら、近代医療があまり病気を治していないことや、今、医療の場に必要で難しいことは、インフォームドコンセントという用語に集約して表現されている患者の自己決定であり患者中心の医療であると語るのであった。そして、続けて自分の死に関して次のように語る。

「今、社会的に騒がれていることは、生物学的死と一人称の死というのが、ごっちゃにしていることなのです。一人称の死というのは、近代医学ではどうすることもできない。だから、一人称として扱わなければならない。

一人称の死とはなにかというと、自分自身の存在の意味、価値というものであり、これは永遠なのである。(一人称の死は、生物学的死の後でも)死なない、残るのである。そこに気がつくと、死そのものは、恐ろしいことではない。自分というものの生物学的終わりに対して、残るものがあるという発見は個の発見でもある。この残るものを見据えて、それを中心に残りの日々を生活することで、自己確立ができ、それは成長していくことでもある。[1]」

自分の死をもって、死とは何か、いのちとは何かを語る医学哲学者・中川米造であった。

これは、中川が、自分の死を目前にして、テレビカメラに向かって語った「最後の語り」のビデオテープの一シーンである。このビデオは、中川が癌で死にいたる約一カ月前に撮影収録され、そして彼の死後一週間目に、「医学者中川米造の遺言」として、ＮＨＫ教育テレビで放映された(ＮＨＫ教育テレビ、ＥＴＶ特集「病と死を見つめて――医学者中川米造の遺言」一九九七年一〇月六日)。

二〇世紀後半を生き抜いた医学哲学者・中川米造は、一九九七年九月三〇日、自宅で家族に看守られながら、静かに息を引き取った。享年七一歳であった。

中川の死は、マスメディアを通して大きく報じられた。多くの新聞は、訃報だけでなく、中川の仕事・活動の紹介を含む追悼記事に多くのスペースをあてた。それらにおいては、専門領域の哲学者や医学者・医師だけでなく、人文学研究者・社会科学研究者・倫理学研究者・患者運動関係者・新聞記者などの多様な領域の人たちによるコメントや追悼文が捧げられた。そして、それらのコメント・追悼文は、中川の仕事・業績を「客観的に」紹介するよりは、「(コメントする人が)中川の理論・話しに大きな影響を受けた」というものが多かった。

中川が関わっていたいくつかの学会では、学会誌で中川の追悼特集が組まれ、医療関係雑誌、医学雑誌にも多くの追悼文が掲載された。また北米の医療人類学者マーガレット・ロックは、中川の死を悼み、米国で出版した彼女の著 *Twice Dead-Organ Transplants and Reinvention of Death*(邦訳『脳死と臓器移植の医療人類学』)の巻頭に、「故中川米造氏に捧ぐ」と弔辞を掲げた(ロック、二〇〇四)。

これら、多様な領域の多様な人(専門家)たちの「追悼」の反応を超えて、中川の死に強く反応を示した別の人たちがいた。それは、医療関係者でもなく、学問領域の人たちでもなく、「医療被害者」でもなく、「患者運動」関係の人でもなく、また中川と直接的に関係を持ったことのない、いわゆる「一般の市民」たちであった。中川の葬儀には、多くの「一般の市民」の参列があり、中川の死後、自宅(遺族のもと)には、追悼の手紙が一年以上にわたって、多数届けられた。その人たちは、中川の死を知り、個人的に何らかの手段・努力で中川の自宅の住所を調べ、追悼の手紙を書き綴って中川の遺族に送ったのである。受け取った遺族(中川の配偶者)によると、その「一般の市民」は、中川の著作や講演に大きな影響を受けた人たちで、「中川氏の著作・原稿を読み、また講演などの話を聞いて、気づいたこと、感じたこと、自分が変化したことなどを、どうしてもお伝えしたい」と、自分の言葉で書き綴った手紙が多数だったという。

このような中川の死をめぐっての多様な領域の多様の人たちの反応は、同時代的にも、他の哲学者や学者の死をめぐる反応とは全く異なったものであったといえる。それはまた、中川の医学哲学が、二〇世紀後半の日本の、「いのち・病い・死・癒し」をめぐる観念・信条・言説・実践に、大きな影響を与えたことを意味しているともいえるかもしれない。つまり、本書の基調である「わが国のいのちをめぐる思想」に大きな影響を与えた思想家の一人であるといえるのである。

このような中川米造の医学哲学とは、どのようなものであったのか。その医学哲学は、どのようにして生み出され、どのように構築されたのか。そして、なぜ、どのように、その医学哲学が、多くの領域の多くの人たちに「影響」を与えることができたのか。

本稿は、これらの問い——中川医学哲学とは何だったのかを、中川の著作・論文・原稿、また、講義や講演や会議での発表・発言、そして医学哲学研究の後輩である筆者への発言（パーソナル・コミュニュケーション）から（それらを資料として）、考えていく試みである。つまり、本稿は、まだ書かれていない「中川米造論」へのメモでもある。

一　医学概論としての医学哲学

中川米造の横顔

一九七七年発行の『現代人物事典』（朝日新聞社編）では、中川米造は、医学史研究者小坂富美子によって「医学概論、医学史の研究者」と評されている。医学史は中川の主要研究領域の一つであったが、この人物評は、同じ医学史研究の小坂富美子によって書かれたもので、同時代的に、中川はどのように見られていたかが推測できそうなものなので、その「中川米造」の項目の全文を、以下に引用してみる。

> 医学概論、医学史の研究者。一九二六（大正一五）年三月二三日ソウル生まれ。五〇年京大医学部卒。耳鼻科医局に入局し、助手として平衡生理の研究に従事した。澤瀉久敬《おもだかひさゆき》（一九〇四年八月七日三重県伊勢市生まれ。二九年京大文学部卒。四一年より阪大で初めて医学概論の講義を開始した）の後をうけて、五四年に医学概論専任講師として阪大医学部に移った。六四年に助教授となるが、独立した講座がないため教授になれない状態が続く。阪大では衛生学教室に所属し、丸山博教授の影響を強くうけるが、澤瀉の影響で新カント派的な色彩も残してい

る。訳書L・ガルドストン『社会医学の意味』、共著『世界の医学教育』などのほか、『日本科学技術史大系（医学1・2）』を丸山博とともに責任編集者としてまとめる。阪大衛生学教室を基点として森永ヒ素ミルク事件の追究にも協力した。また医学史研究会の運営に携わっている。

（小坂富美子執筆『現代人物事典』朝日新聞社編、一九七七年、九三五頁）

この小坂の中川米造評は、一九七六年頃の原稿執筆かと思われるが、中川の業績・文献紹介の部分では、既に出版されていた中川の医学哲学の中心的著作の『医学の弁明』（六四年）、『医療的認識の探究』（七六年）が紹介されていないだけでなく、中川の医学史研究の著作の『医学をみる眼』（七〇年）も紹介されていない。このことも、中川の仕事・活動が、同じ領域の研究者に、どのように見られていたかを示唆するものとして受け取れるではないだろうか。

小坂に「教授になれない状態」（万年助教授）と「心配」された中川の阪大での職位は、一九八〇年に教授（昇任）になる。これは、阪大医学部の講座再編・講座名変更にともなう人事で、それまで中川が助教授として所属していた半講座の医学概論講座は消滅し、その医学概論講座を管理していた衛生学講座の教授に中川が昇任し、さらに、その衛生学講座が、新たに「環境医学講座」と名称を変え、その環境医学講座の初代教授として、中川が就任することになったのである。つまり、阪大医学部から医学概論講座（研究室）が消えることにより、中川は教授になったのである。

一九八〇年に、教授に昇任したばかりの中川米造に、（当時中川の研究室の大学院生であった）筆者は、この小坂の中川評の文章を示して、この文への中川自身の感想・コメントを求めたことがあった。その時、中川は次のように答えてくれた。

「私(の思想)は、新カント派的ではないですよね。でも、マルクス主義の影響を受けた人たちからは、そう見えるのかも知れませんね。あなたは、どう思いますか?」
「私を医学概論の研究者と書いてくれたのは、うれしいですね。私は自分の専門は医学概論と思っているのですから。」

中川は、阪大に赴任し、「医学概論」講義と医学哲学研究を開始した当初から、自分の専門を「医学概論」と称し、自分を医学概論研究者と名乗っていた。それは、中川が医学哲学研究において師事した医学哲学者・澤瀉久敬が、自分の医学哲学を「医学概論」と称していたことにならってのことであり、「医学概論」講義と一緒に「医学概論」という専門領域の名前も引き継いだことになっていた。当時(一九七〇年代)の中川が医学概論研究者であることへの(中川自身の)思い込みをうかがわせる資料(発言・文章)が一つある。

中川は、先の小坂の「現代人物事典」評文に書かれているように、一九六五年から阪大衛生学教室の丸山博とともに、「森永ヒ素ミルク中毒症」の追跡調査(いわゆる「一四年目の訪問」)を行った。さらに、七四年には、「森永ミルク中毒訴訟」の裁判の原告側証人として出頭し、「森永ミルク中毒」への医学者としての見解を述べて(証言して)いる。この時の中川の証人発言内容は、中川自身がメモを取って文章にしており、それを七六年に出版した著作『医療的認識の探究』の巻末に「付録　ヒ素ミルク中毒訴訟の証言メモ」として収載している(中川、一九七六、二二七―二三四頁)。

その発言内容で興味深い点は、裁判官の「「医学的観点から」の森永ミルク中毒の捉え方はどのようなものか」との質問に、中川は、次のように、「医学概論の観点から」答えて(証言して)いることである。

「森永ミルク中毒症候群とは、昭和三〇年、森永有毒ミルクを飲用せしめられたものの健康障害のすべてを対象として医学的養護にあたるための操作的概念であって、統計論的にもすでに確実な保証をえたものであるということができます」

また、この証言に先立つ「証人の経歴陳述」では、次のように述べている。

問（裁判官）　証人の経歴について述べて下さい。

答（中川）　私は本年四八歳。昭和二四年三月京都大学医学部医学科を卒業、同大学病院にて臨床医として勤務のかたわら、医学概論を研究していました。昭和二九年、大阪大学医学部講師として招かれ医学概論を担当、昭和三九年助教授になり、現在にいたってます。大阪大学のほか、数校で医学概論の講義を行っております。

医学概論とは、医学とは何か、とくにその論理や思考様式を研究するもので、私は、それを歴史的に、社会的に、および哲学的あるいは論理的に研究するものと規定しています。

私は昭和二〇年に医学校に入学しましたが、医学そのものについて医学校では全く教えない上に、医学の考え方が、はなはだアイマイな論理の上に立っていることに驚きと不満を持って勉強を始めました。日本では医学概論の専門家は私一人であり、世界的にもその数は多くはありません。」

一九八〇年に「医学概論講座（教室）」がなくなったあとも、中川は「医学概論」の名前にこだわって、医学概論研究者を自称し、また「医学概論の中川です」と名乗ることが多かった。そして、他大学医学部から出講依頼される医学哲学関係の講義も、多くの場合「医学概論」という講義名で引き受け、出講した大学でも「医学概論」の名の下で講義をしていた。また、新たに自分の管理する環境医学講座の大学院専攻分野に、「集団社会医学」を研究するコースを設定し、そのコースの名称を「集団社会医学概論」として大学側に認めさせ、そのコースを専攻した院生たちには、「集団社会・医学概論」と発音してみせていたことも、この時期(八〇年代前半)に見られた。医学概論教室がなくなったあとの「環境医学教室」の中川の研究室(教授室)の本棚には、澤瀉久敬が自ら書いたという(そう中川が言っていたのだが)「医学概論研究室」と墨で書かれた古ぼけた木札(教室の看板)が、大事そうに飾ってあった。

「医学概論」と澤瀉久敬

では、中川が自分の専門としてこだわった「医学概論」とはどのようなものであろうか。中川が名乗った「医学概論」とは、「医学の入門」でも「医学の概説」でもなく、哲学者・澤瀉久敬が、自分(澤瀉)の「医学哲学理論」につけた名前である。

澤瀉によれば「医学概論は、「医学とは何であるか」を明らかにしようとする学問である」「医学概論は方法的にも対象的にも、正しく医学の哲学に他ならないのである」と宗義されている(澤瀉、一九四五、二—五頁)。

この「医学概論」の出現は、一九四一年に大阪大学医学部で開講された「医学概論講義」である。当時の阪大医学部教授会のメンバーには医学教育に熱心な人が何人かいて、彼らが、「うちの医学部には、どうも商売人的な医者が多い。医学部のものは、文科的なことは何も知らない。これからの医学生達には哲学の本を読めるようになるような講義が必要である」との視点から、「哲学的なことを、やさしく解説して教える講義」である「医学概論講義」が医学部の講義として創設された。そして、この講義の担当に、フランス哲学の研究者であった京都大学の澤瀉久敬(一九〇四―九五)が招聘された。当時の(旧制)帝大医学部の講義では、医学専門科目のみが、医師である教員によってのみ行われていた。このような医学部の講義のなかに、哲学入門のような文系の内容の講義が、医師でも医学者でもない哲学者によって講義される――当時としては、まさに画期的な「医学概論講義」開講であった(澤瀉、一九六四、二二三―二二五頁)。

つまり、一九四一年出発時の阪大の「医学概論」とは、講義の名前であり、それも、「医学生に哲学的知識を解説する」講義であった。

阪大医学部に着任して医学概論講義を開講した澤瀉久敬は、フランス哲学の研究家で、とくにベルグソンの研究を専門としており、そこからフランスの科学哲学・科学思想史の研究にも造詣の深い哲学者であった。澤瀉は、文化史・科学史・科学思想史からはじめ、認識論・身体論・科学論などを、医学生が取りつくことができるようなテーマ・題材にして講義していった。講義(内容)を、年次を超えて、科学論(科学哲学)、生命論(生命哲学)と展開していくなかで、澤瀉は、「医学概論」講義において医学論(医学哲学)の講義をすることになるが、そこで彼は、講義で紹介できるような医学論(医学哲学)が日本の哲学領域には不在であることに気がつくのであった。ここから、澤瀉は自ら医学(理論)を学び(澤瀉は医学文献を読むだけでなく、医学部の医学専門科目の講義に学生として出席し、病院での臨床講義にも、解剖実習にも見学参加して、医学を学ぼうとした)、医学理論の哲学的考察を始め、一九四四年頃、自分の「医学の哲学」の構想を打ち出すことになる。

澤瀉はもともと哲学者・田辺元(一八八五―一九六二)の門下生であって、田辺には『科学概論』(岩波書店、一九二二年)という著作がある。その著の中で田辺は、「概論とは哲学という意味であり、科学概論とは科学の哲学である。科学についてのいろいろの原理的な問題を論ずるのが科学概論である」と言っている。澤瀉は、この恩師田辺に範を取って、自ら構想した「医学の哲学」を、(自分が開講している講義名と同じだが)「医学概論」と名付けた。これが、学問(医学哲学)としての「医学概論」の出現である。「医学概論講義」が、学問としての「医学概論」を生み出したともいえるのである。

この澤瀉の医学概論は、「科学論、生命論、医学論」の三部から構成されており、終戦後、それぞれの論が著作の形で刊行される。『医学概論　第一部　科学について』(一九四五年、創元社)、『医学概論　第二部　生命について』(一九四九年、創元社)、『医学概論　第三部　医学について』(一九五九年、創元社)の三部作である。

この澤瀉医学概論の最初の著『医学概論　第一部　科学について』は、一九四五年一〇月に出版されたのだが、敗戦直後の混乱期にもかかわらず、爆発的に売れ、初版一万部はすぐ売り切れたとされ、洛陽の紙価を高めたと評された。この著の題名から、購読者の多くは医師だったようであるが、あっというまに売り切れた一万という部数は、当時の医師数の一割以上になる数字でもある。

一九四七年のはじめの頃、この『医学概論　第一部　科学について』を手に入れ、「むさぼるように読み、久しく求めて来たものに出会ったような感激をした」という医学生がいた。京都大学医学部三年生の中川米造であった。

二　医学概論の原体験

書物（『医学概論 第一部 科学について』）によって澤瀉の医学概論と出会った医学生の中川は、すぐに澤瀉を訪ねて、個人的に師事し、医学概論（医学哲学）の勉強・研究を始める。医学生中川の医学概論への思い込みは、すさまじいものであったようで、大学側と交渉して、京都大学医学部での澤瀉の医学概論講義（非常勤での出講）を実現し、学内では「医学概論研究会」を作って、同級生の医学生たちと医学概論を議論し、京都大学医学部同窓会の『芝蘭會雑誌』には、「醫學概論の必要性」という医学概論のすばらしさと効用を書き綴った論文を寄稿している（中川、一九四七・一九五四）。

澤瀉医学概論と出会えた（読んで理解し受け入れることができた）こと、中川自身が実践者（医療者）ではなく思索者（哲学者）の道を選んだこと、また他の人の医学哲学とは違ったユニークな（多くの人に影響を与える）医学哲学（中川医学概論）を構築しえたこと、これらの決断や理論構成には、この医学生時代の様々な体験が大きく関与・影響しているようである。

中川は、講演や発表で（また原稿の文章でも）、冒頭に自分の体験を話のネタに使ってふり、そこから本来の議論に入っていくことが多かった（本人は、この発表形式手法を、「吉本（吉本新喜劇）的または宮田輝《てる》（ＮＨＫのアナウンサー）的客つかみのテクニックに学んだ」と、筆者に語っていた）。そして、小規模の会議や研究会の議論・会話の際も、個人的会話（対話）の際も、中川にとって、自分の体験は話のネタであり、「語り」でもあった。

そのような、中川の医学生時代の体験の「語り」の中に、「中川医学概論の原体験」とでも言うべきものが見いだせそうである。

では、中川医学概論の原体験と思われるような「語り」を見ていってみよう。

「医学がわからなくなった」という体験

一九四五年四月に京都大学医学部に入学し、念願の医学を学び始めた中川は、講義を受け始めると、すぐに、「医学がわからなくなった」体験をしたという。

中川は、彼の「学問的自叙伝」(『学問の生命』)で、次のように語っている。

「私は昭和二十年、敗戦の年に京都大学医学部に入学した。物心ついた頃から、なぜか医師になろうと思っていた私は、待望の医学部の学生生活に入った。が、その学生生活の第一日目にまず驚かされた。「医学とは何か」という基本形を学ぶ前に、いきなり解剖学や生理学、生化学などの、それも部分的講義から始まったのである。

少なくとも、私は失望した。それぞれの学問の必要性は私もおぼろげながらわかってはいたが、それらが医学の中にどう位置づけられているものなのか、とくに「医学」というものについて、教師の誰も語ってはくれない。」

「もっとも、正確にいえば、医学の「い」の字をまったく聞かなかったわけではない。入学した年の五月であったろうか、軍医を勤めていた先輩が大学に講演に来て、こんなことを言った。

「医学とは、傷を治したり病気を治したりするものではない。ただ今は戦時下であることを思い、兵器としての医学を開発せねばならぬ」。

「その軍医の先生が京都大学に来たのは、当時、京都大学医学部が有名な関東軍防疫作戦部隊、すなわち、細菌戦開発部隊の策源地のような役割を担っていたからであろう。それにしても、その先生が満州における種々の人体実験のスライドなどを見せながら、兵器としての医学論を熱っぽく説いたことに私は衝撃を受けた。しかし、その一方で、このような主張をあたりまえのこととする感情がはたらいていたのもたしかである。私も当時は、いっぱしの軍国青年の一人だったのである。」〔中川、一九九一、一三―一四頁〕

中川は、自分の医学概論理論の紹介の際に、この体験を語ることが多かった。研究室の院生や「弟子」たちとの「内輪」の研究会・シンポジウムでは、このシーン（体験）は、熱を込めて、もっと詳しく語られるのであった。

「その軍医は、こう言い放った。「医学とは人の病気を治すものではない。今時の戦争を遂行するためのものである。」そして、「お前たち医学生は、誤って静脈注射に空気を入れることがいけないと思っているが、そのような科学的根拠を知らないだろう。だが我々は知っている。」と言いながら、恐らく大陸で撮影された人体実験の16ミリフィルムを上映し、数ミリリットルの空気の静脈注射では死なず、何百ミリリットルの空気を入れた被験者――もちろん人体実験である――が死んでいく様子を見せながら講義をした。……」(2)

一九四五年の京都大学医学部一年生の講義で、（「本当に」）そのような講義が行われたのか、その軍医教官は(「本当に」)七三一部隊の関係者だったのか、そのような人体実験を記録した16ミリフィルムは(「本当に」)存在したのか、当時の医学部の一年生の講義において16ミリフィルムの上映というプレゼンテーションが(「本当に」)行われたのか、実証的な議論なら、その事実性を担保して論述しなければならないはずである。しかし、中川の体験の語りは、(そんな実証性の手続きなど吹っ飛ばした)まさに体験した(感じ取った)ことの語りであり、それがゆえに、聞き手も、その体験に引き込まれるかたちで「共感」し、中川の語りでの議論を受け入れていくのである。中川の医学概論の語りが、多くの人に影響を与えた要因の一つには、この語り方にあったのではないかと思われる。

中川が自分で語って(書いて)いるように、この「医学は国家のためにあり、戦争に勝つためにあるという軍医の講義」体験は、中川の「医学とは何か？　医学は何のために、誰のためにあるのか(あるべきか)？」という疑問を強くし、その疑問の解決のために、中川をして医学哲学への道を歩ませることになったという。

この体験は、さらに、中川の医学概論の研究方向(内容・テーマ)にも、大きく影響したようである。中川は自分の医学概論を構想していく中で、医学の歴史研究の必要性を感じ、医学史研究を始める。その医学史研究の中で、中川は「七三一部隊」の歴史に関心を寄せて、多くの資料を収集して研究していた。中川の「七三一部隊」の歴史研究は、まとまった形の論文などでの成果はない(見ることができない)が、その関心は、ナチス医学の人体実験からニュルンベルグ裁判の歴史、そして米国医学の人体実験の歴史と、研究対象を広げていき、「近代医学の人体実験の思想と近代医療倫理の思想」の研究となって、中川医学概論研究の中心部を構成するものになっていくのであった。(3)

そして、それらの研究からの結論（テーゼ）の一つは、以下のようなものである。

近代医学の医学的論理から人体実験は必然的なものであった。近代医学による多くの人体実験は、一部の「悪意」や「異常な医師」たちの下で「偶然」に行われたのでなく、近代医学の論理と医師たちの古典的倫理観によって、必然として行われたのである。そして、いつも、権力を持たない者・貧困者・「障害者」などの「社会的弱者」や、被支配民族の人たちが、本人の同意なしに、医学（医師）によって、人体実験の被験者にされてきたのである（中川、一九七七）。

「復員船」ではたらいた体験

あまり語らないが、ときおり、意味深い経験として語っていた体験に、「復員船ではたらいたこと」がある。

中川は、医学知識も医療技術も、もちろん医師免許も、全く修得してない医学部二年生の時期に、医者（もどき）として、医療行為をした体験をもつ。この体験は、「学問的自叙伝」では、以下のように語られている。

「二年生の夏休み前の昭和二十一年の六月頃、耳よりな情報が飛び込んだ。舞鶴で、引き上げ援護のための医療助手の募集があるというのである。時には復員船でシベリアや中国に迎えに行くこともあるというし、船に乗れば空腹をかかえることもなかろうと、友人二、三人と語らって、さっそく申し込んだ。……こちらはともかく食事にありついて、多少とも医学の勉強になればよいという単純な気持ちで応募したのである。」

食事付きのアルバイト感覚ともいえる気持ちで応募した「引き上げ援護所と復員船」で、待っていた仕事は、医療助手ではなく、医師そのものの仕事（医療行為）であった。

「（舞鶴の引き上げ援護所で私たち医学生に）最初にあてがわれた部署は診療所であった。診療所といっても医師と薬剤師が一人ずついて、あとは看護婦数名という貧弱のもので、私はいきなり、医師のいない外科の主任を勤めるように言われた。軍医養成を考慮してつくられたカリキュラムで教育を受けたために、創傷処置や包帯法などの初歩的な講義は受けていたものの、臨床実習はまだ経験したことがない。それが外科主任をやれというのだから、ずいぶん乱暴な話である。もとは、軍病院の所属だった看護婦たちは、事情を知っていながら、私たちのことを「先生」と呼ぶ。……何ともこそばゆい限りであった。」

引き上げ援護所診療所での外科医の仕事のあいまに、復員船「山澄丸」での医療助手（実質医師）の仕事が二回あった。

「二度目の航海となった中国のコロ島からの引き揚げ邦人の輸送は、三昼夜がかりであろ。兵隊とは違い、老人あり、乳幼児あり、妊婦ありで、そのうえ秩序がない。乗船と同時に気がゆるんで死亡した老人があり、消化不良で亡くなった子供も出た。航海中に出産が一件あった。精神に異常を起こした娘さんがしきりと自殺をくわだてるので、目を離さずに警戒するのも仕事の一つであった。日本に帰れるうれしさのあまり、持ち込んだ中国のパイカルという強い酒を飲みすぎて大トラになる人もいた。

私はその七十時間ほどの間に、医学部で教えられるポリクリ（外来実習）全体を合わせたほどの

経験を積むことができた。」(中川、一九九一、三九—四三頁)

中川は、この体験を、エッセイにして、医学雑誌『医事新報』にも寄稿している。多くの人を相手にした場(講演・研究会)や文章では、この復員船医療体験は、この程度の軽い表現にとどめていることが多かった。しかし、身近な(医学概論関係の研究室の)院生たちには、もっと詳しく感慨深い体験だったと語ることもあった。文章化された記録としては残ってはないが、中川が(院生であった)筆者に語った中川の復員船医療体験とは、次のようなものだった。

中川自身も、植民地の朝鮮・ソウルで生まれ、「内地」の高等学校に入るまでは、ソウルで育っており、敗戦時まで家族はソウルにいた。その家族は、敗戦後の九月に、全財産を失って、どうにか内地に引き揚げてきていたところであった。だから、引き揚げ船の仕事には、独特の思いで応募したのであった。

引き揚げ船にいた(乗り込んできた)のは、女・乳幼児・こども・老人が大多数で、それも、一般の家庭の人たちであった。権力者や高級軍人や金持ち、そしてその家族は、または「運の良い人・家族」は、すでに大陸・朝鮮半島から引き揚げており、引き揚げ船の人たちは、それから「残されていた」人々だったのである。彼ら・彼女らは、残されていた日々の生活で疲労消耗しきっており、多くの人が病気になっていた。栄養失調の子供から、重症の外傷や様々な感染症の患者、精神状態が不安定な人、そして、瀕死の状態の病人まで、引き揚げ船は避難船であり病院船でもあった。

考えるに、もし、日本の中国への侵略と植民地への移住がなかったら、もし、戦争と敗戦がなかったら、彼・彼女らは、この船で、病気になることはなかったろうし、死ぬこともなかったのではないだろうか。この人たちの病いは、戦争が、国家が、社会が、生み出したのではないか。「軍国青年」を自認していた中川でもそう思ったという。

中川のこの「経験」は、中川医学概論の中でも、最も基本的で特徴的な理論(仮設的前提)部分を生み出すことに繋がったのではないかと、筆者には思えるのである。その中川医学概論の理論(テーゼ)とは、簡単に表現すると、次のようなものである。

――病気というのは、自然的要因・生物学的要因によって引き起こされるというよりは、社会的要因・文化的要因によって作り出されるものと考えたほうがいいのではないだろうか。病気というのは、個体(病人)の社会的関係への非適応状態(逸脱状態)であり、その意味においては、病気とは社会的諸関係、そのものであるともいえる。それならば、病人の病気からの解放(つまり「治療」)というのは、個体を(矯正して)、社会的関係に適応させるという手法と、個体が非適応になった社会的関係それ自体を、個体が適応できるものに変えてしまうという手法が、想定できるであろう。――

身近な院生たちへの中川の復員船体験の語りには、次のようなことも含まれていた。

援護所でもそうであったが、復員船では、さらに、医者としての治療行為が要求された。医師免許はなく、医学知識・医療技術も、まだ修得してない医学部二年生の中川たちが、医者のふりをして、少々の医学的知識の聞きかじりと、医師や看護婦の治療姿の見よう見まねで、治療をするのであった。まさにニセ医者の治療である。本人(中川たち)は、本当に、こんなことで、これでいいのかなぁと、不安だらけであるが、病人を治そうと一生懸命に治療するのであった。ところが、そのような治療でも、病人(患者)は皆、喜んでくれて、痛みや症状が軽快したり治ったりする人が多かったのである。

もちろん駄目なものは駄目であったが、多くの人が、楽になったと言ってくれたという。

このように語られる復員船医療・ニセ医者体験。医学知識も技術も薬もなく、そばに行って寄り添って、手を当ててやるだけのニセ医者の治療を、喜び、治っていく病人の姿。この体験は、中川医学概論の中の、次のような部分に反映されているように思える。

中川は、医学概論構築の過程で、近代医療だけが医療ではないと、近代医療を相対化する。彼は医学史研究また医療人類学的研究において、近代医療のルーツを求める作業を試み、多くの伝統医療・(いわゆる)代替医療などの非近代医療にふれ(調査研究し)、それら非近代医療の医学論理と治療有効性に、一定程度の(肯定的)評価を与える。特に、多くの伝統医療において、治療者が患者に寄り添って、じっと手を当てている姿――「手当」の姿に、医療の原型を見いだそうとするのであった。中川の近代医療のへの批判的視点の一つは、現在の近代医療が、この「手当」を忘れてしまっている――つまり、(中川が想定する)「医療の原型」から逸脱しつつあるというものであった。このような視点(論点)構築に、ニセ医者の自分が患者を治した復員船の体験が、何らかの形で関わっていたのではないかと思われるのである。

この復員船ニセ医者体験の語りに関連していえば、興味深いことがある。

中川は医学部卒業後、一年間のインターン研修の後、京大医学部の耳鼻咽喉科の助手になり、五年間医師の仕事(臨床)をしている。ところが、中川は、その五年間の臨床経験を――何を考え、どのような医療をしていたか、どんな医者だったか、どんな患者との出会いがあったか――ほとんど語ることがなかった。彼は、彼の語り――原稿や語りのネタに、その(耳鼻咽喉科時代の)臨床経験を使うことはなかったのである。饒舌とも言える中川の語りの中では、「ニセ医者」としての体験が語られても、「正規の医者」としての体験は語られず、話に出てくる「正規の医者の体験」は、他者の体験なのである。

これと同じようなことが、彼の「医療者論」の中にも見られる。

中川は、七〇年代はじめに医学生向けの医学概論講義の中で、「人はどのようにして医療者になるか」という「医療者論」の議論をし、さらにそれらの議論の一部を「医療的人間論」という論考のなかに取り上げている(中川、一九八〇、二三〇―二四三頁)。

そこでの中川の医療者論の議論は、レヴィ＝ストロースの『構造人類学』に書かれている、フランツ・ボアズの採集した調査事例に基づく、「ケサリード」(クワキュルトル・インディアンのメディスンマン)の話から始まる。若いケサリードは、同じ族の呪術医の治療テクニックを「トリック」と疑い、そのトリックを探って暴露してやろうと呪術医の弟子になる。そのトリック技術を学んだケサリードは、見習い呪術医として、そのトリック技術を不信のまま、不安に思いながらも、それで治療していくと患者は治っていく。しだいに彼のその治療テクニックへの疑いは確信(信頼)に変わり、確信を持った彼の治療はさらに成功することになり、ケサリードは偉大な呪術医になっていくという話である(レヴィ＝ストロース、一九七二、一八三―二〇四頁)。

中川は、これを、人が治療者になっていく過程の原型としてとらえ、治療者が、自分の知識・技術への不信・不安を確信(治療への信頼)にしていくのは、科学的理論や科学的立場ではなく、(確信をもつことに科学は役に立たないとして)、「ケサリードのばあいのように、疑いながらも何度か成功をくりかえすことによって、ある範囲の治療法に確信をもつ途しかない」と語る（中川、一九八〇、二三九頁）。ここにも、知識も技術もない「ニセ医者」体験と、科学的知識と技術と制度にまもられた「正規医者」体験という、二つの治療者体験が反映されているように思える。

奇妙な病い体験

右で述べた中川の「医療者論」では、沖縄のユタなど伝統医療・宗教的治療の治療者や、一部の（近代医療からの）「逸脱医療」の治療者が、治療者となっていくきっかけに、特別な病気の「病い体験」があること（人類学的には「常識」でもあるが）を指摘し、さらに、医療者（近代医学の医者）が病気になったときの「みじめさ」を次のように表現している。

中川は、科学的（医学的）知識のみで武装した医者は、自分の治療に確信を持てないまま、職業的役割として確信を持ったものとして行動しなければならないため、医療者の行動の原則として、患者にはなるべく事実を知らせまいとして、病名やデータを隠す。そして、自分は何でも知っていて、何でもできると、患者に向かって演技すると指摘する。

そのような（科学的知識のみで治療を行っている）医者が病気になったときは、「みじめであろう」とも語るのである。

「いちばんみじめなのは、医療者自身が病気になったときであろう。医学知識はありながら（これがあるが故というべきではなかろう）、それまでの医療者の経験の経過では、確信を持つものとしての役割として（ということは、自らは確信なくとも、確信あるものとしての演技で行っていたためにⅠでしかなかったために、彼の医学知識は、錨を失って浮遊し始める。疑心が暗鬼を生んで、状況はいっそう、惨憺たるものになる。」（中川、一九八〇、二四〇頁）

では、中川は、医療者として、または、医学哲学者として、自分の病いを体験しているのであろうか。中川は、幼少期をのぞけば、「医者にかかるような病気」はしたことがなかったようであり、死に至る病になった七〇歳での腎臓癌罹患が、最初で最後の「大病」だったようである。それが故か、中川の語りに中には、中川自身の病い体験の語りが見あたらない。この最後の病に関しても、本稿の冒頭で紹介したように、死に向かう自分の思いを語りにしたが、病い体験としては語ってない。

ところが、中川の語りを見ていくと、「奇妙な病い体験の語り」に出会うことになる。彼は、学生（松江高等学校一年生）時代に、病い体験をしたと語っているのである。次のような、「奇妙な病い体験」の語りであった。

「高校一年生の時、「援農」で松江から鉄道で二、三時間かかる、江ノ川《ごうのかわ》上流の農村に一カ月間泊まり込みで労働奉仕をしたことがあった。水害後の田畑の復旧作業で、モッコを担いで瓦礫を取り除く作業はかなり厳しいものであったが、お寺の本堂を宿舎にしての百人ほどの集団生活は、まず食べる物の心配はなかったし、友達との生活は楽しいものであった。

ところが、二週間ほどそんな生活を続けているうちに、私は激しい疲れを覚え、微熱も続くようになった。二、三日辛抱してみたが、一向に回復しないので村の開業医の診察を受けるようにと教官から言われて、親友の古梅嘉君に付き添われて二キロほどの道のりを病院まで歩いた。老いた開業医の診察の結果は、「肺尖カタルと肋膜炎」ということであった。私は、その病名を告げられた時、奈落の底へ突き落とされたような感じがした。なぜなら、その病名が肺結核の異名であることを知っていたからである。

肺結核といえば当時の日本では死亡率第一位とされた病気であり、今日でいうガンと同様の意味をもっていた。最近でも日本の医師はガンであることをまともに告げず、異なった病名を告げる場合が多いが、その当時は肺結核も同じだった。すこし医学的知識をもつ人ならば、肺尖カタルとか肋膜炎とか、肺浸潤と告げられた時、これが肺結核の別名であることを承知していたのである。

その病名を告げられた私は、全身の力が抜けてしまった。帰りは、もう一歩も歩けない。古梅君の背中に負われて、ようやく宿舎にたどり着いた時の絶望感は、とても言葉に言い表せなかった。

もう労働できる状態ではない。すぐに帰郷して療養せよと教官に勧告されて、ひとまず、私は松江に帰った。……十日ほど安静にしているうちに少し楽になったので、念のため、もう一度診察を受けておこうと町の病院へ行き、胸のレントゲン写真はもとより血沈も調べてもらった。

ところが、何ということか。診断の結果は「異常なし」と出たのである。それを聞いた瞬間、みるみる気力が身内に充実してきた。私は病院から小走りに下宿へとって返すと荷物をまとめ、再び学友のはたらいている村に戻り、皆を驚かせた。」〔中川、一九九一、三三一―三四頁〕

まさに、笑い話としても語れる奇妙な病い体験であるが、中川は、この体験を、ある種のテーマの語り（話・原稿）のネタに使っている。「この事件（?・）は、イメージが人間にとっていかに大切であるかを身をもって実感した体験であった」と、「イメージと病い」の議論を紹介する(語る)際に、話のネタ風に、またはイントロ風に語っていた。そこで提起された話は、「ガンのイメージ」「ガンを告知された人間の心理状態」の話から、「プラセーボとノーシーボ(悪い効果を引き起こすプラヤーボ反応)」「PSD(心身症)」の話、そして「心身相関論」「ストレス学説から精神神経免疫学説」「心理療法、イメージ療法、宗教的治療」などの議論であった。つまり、この奇妙な病い体験は、中川医学概論における「こころと身体をつなぐものとしてのイメージ」と、「イメージの(人間に対する)破壊力と治癒力」というテーマ(議論)に、影響を与えたのではないかと思われるのである。

三　中川医学概論の構築

三つの「柱」——哲学・歴史性・社会現実性

恩師澤瀉久敬の医学概論は、「科学論」「生命論」「医学論」の三部によって構成されていた。つまり、哲学的に考察する対象(科学、生命、医学)によって「科学の哲学」「生命の哲学」「医学の哲学」が措定され、それぞれの哲学的考察(議論)が関連しながら、「医学とは何か」を探求していくという構造(体系)になっていた。

この澤瀉の医学概論(の問題構成)を引き継いだ中川は、自分の医学概論を次のように構想する。

中川は、まず、この澤瀉の医学概論の全体を、一つの「医学哲学」(哲学的方法)とカテゴライズして、自分の医学概論の中の一つの方法として引き継ぐ。そして、この方法(哲学的方法)だけでは、今日の医学（医療）に流れ込んできた医学（医療）の歴史的姿も、また、実際に社会の中にある医学（医療）の姿も、分析しえないのでは（分析したい）として、それぞれに対応する方法として、「歴史的方法（医学史）」と「社会医学的方法（医社会学）」とを、第二、第三の方法として、自分の医学概論に導入（採用）する。この三つの方法、（中川はそれらを「柱」と呼んでいたが）、医学哲学的方法、医学史的方法、社会医学的方法が、相互に有機的に連関して、「医学とは何か」を探求する医学概論を、中川は、自分の医学概論として構想としたのである。これは、思想史風に表現すれば、論理としての哲学（医学哲学）に、歴史性（歴史的方法）と社会現実性（社会的方法）を付与したともいえるであろう。

この（中川）医学概論の構想の下、中川は、澤瀉の医学概論では議論されてなかったテーマ・領域・方法での研究・考察を行う。

中川は、この医学概論の歴史的方法で、我々の医療はどこから来たのかと、これからの医療はどこにいくのかと、あらためて問いなおす。この中川の医学史研究は、近代医学から見て妥当と思われる行為のみを医療とするのでなく、その文化・社会で行われている「癒しの行為」を医療として考察していくもので、その時代に、どのような医療構造（医療の在り方）の下で、誰の、何に対して、誰が、どのような方法で治療していたのかを、歴史的に見ていこうとするものであった。彼は、この方法で、古代から近代社会・近代医学に流れ込む医療の歴史を、ヨーロッパの医学史家アッカークネヒトらの研究を参考にしながら、「治療対象・治療課題・治療方法」により、「侍医の医学」「病院の医学」「社会の医学」そしてそれらに加えて「開業医の医学」と類型化する。つまり、古代から中世にかけて、「特定少数」の「軽症・虚弱・健康な状態」に「自然史的方法」でアプローチしたのが「侍医の医学」。

時代的にその後に続いたのが、対象・課題・方法による分類からは逸脱して、擬制としての人間的技術(ヒューマン・テクノロジー)に依拠した「開業医の医学」。一八世紀後半以降、「不特定多数」の「重症の病気」に「分析的方法」でアプローチしたのが、(現在まで続いている)「病院の医学」。そして、「特定全員(社会構成員全員)」の「不健康」を課題として、「生態学的方法」でアプローチする(理念としてのみ出現している)「社会の医学」と類型化する。中川は、この「社会の医学」が医学の歴史的発展の最後の段階であるとし、その対象・課題・方法から、これからの医学のあるべき姿とする。つまり、中川は、医学の歴史的発展とその必然性を信じ、歴史的に新たに来るだろう医学を想定し、その医学(ここでは「社会の医学」と表現されている)が、「あるべき医学」であると「主張する」のであった(中川、一九七〇)。

また、中川は、中川医学概論の医学哲学的方法で、日本の医学の自己認識を、それぞれの時代的背景との関連、そのような医学の自己認識の主たる担い手との関連において検討する。この方法は、中川医学概論の三つの方法の有機的関連によるものであり、「医学哲学の哲学」または、「医学哲学の知識社会学」とでも呼べるものであった。

中川は、明治初期から現在まで支配的であった「医学とは何か」を語る「医学論(=医学哲学)」を、時代と医学を語る主体と語りの形式で、次の五つのタイプに類型化できるとする(中川、一九六四)。

一　医政論(政治人)タイプ　明治前期―医学会指導者―訓辞
二　医道論(道徳論)タイプ　明治後期―医学成功者―説教
三　生物哲学(知識主義)タイプ　大正前期―医学者―サロン的教養

四　医哲学（形而上学）タイプ　　昭和前期―医療従事者―哲学

五　社会医学（社会学）タイプ　　昭和後期―市民―健康要求

中川は、医学論のこの五つの類型は、それぞれの時代的背景をもって生まれたが（つまり、その時代の支配的イデオロギーの反映でもあるが）、現在でも層的に重なってすべての型が存在しており、その当時（一九七〇年代）に行われ始めた医学部の講義としての「医学概論」にも、この五つの型が見いだせるとした。彼の、この「医学哲学への哲学的考察」は、医学哲学の多様性と歴史的規定性とイデオロギー性を明らかにし、「医学論（医学哲学）」を語るには、その主体・対象・文脈を問題にする必要があることを指摘した。中川は、このような自分の医学哲学も含めた「医学哲学の相対化」を通して、その向こうの地平に、医学哲学があえて一つの立場を選び取る必要性も説き、自分の医学哲学が、市民・患者・弱者という、それまでの医学・医療において、「弱者・無能力」「（治療の）対象」「（医療を）施されるもの」と見なされてきた側に立つものであると「主張」することになる。この立場は、医学哲学（医学論）の類型では、「市民による社会医学」になり、医学史の類型では、最後の発展形態の「社会の医学」とも関連して繋がることになる。

中川医学概論の三番目の柱の「社会医学」的方法は、語られる文脈（文献）によっては、「社会学」的方法、「医社会学」的方法、「社会科学」的方法、「医療社会学」的方法と、ことわりもなく異なった表記（表現）になっている。これは、中川が「社会医学」という言葉に、彼が訳出したガルドストンの『社会医学の意味』という著作でガルドストンが論考した「社会医学」をイメージしているからである。そのガルドストンの『社会医学の意味』の訳書には、中川による（訳者の後書きにしては長すぎる)「訳者あとがき」が付されており、そこで、中川は、「社会の中で病む個体の、感性的な救済への要請は、非合理的と言える」として、彼のイメージした「社会医学」を、次のように表現している。

「このような、非合理な人間の主体性を、科学の名の下に提出し、実践的に解決しようとするもの、それが社会的ないし社会学的ということに他ならない。もちろん、そのためには、病者の主体性ばかりでなく、医師自身の主体性も十分、分析する必要がある。病者の幸福のために、医師の生活が犠牲にされることは許されない。更に、病者でも医師でもない、一般大衆の要請について特に注意が向けられねばならない。病気という一つの観念的実体に対して、病者と、医師と、一般大衆とが、それぞれ独自の主体性を保持しつつ相互に交渉を持つ状況の分析の下に、合理的な解決を技術的に作り上げること、それが医学と社会の関連を最も包括的に取扱う道である。」

〔中川、一九七三、一三七―一三七頁〕

「社会医学」という言葉にこのような意味を込めた中川の、彼の医学概論の社会医学的方法とは、つぎのようなものと構想された。病気が社会的に構成されるなら、病気からの解放も社会的に行われなければならず、そのためには、社会学・人類学・政治学・経済学などの社会科学と医学が繋がった方法が必要である。その方法こそ、社会医学であり、それは市民・患者・弱者の立場に立つものであらねばならない。

「患者中心」の意味するところ

これまで概観したように、中川の構想した医学概論においては、論理・歴史・社会を通しての患者・市民・弱者の立場というものが、医学哲学・医学史・社会医学という三つの方法論を構造的に連関させることになるのであった。

中川医学概論(医学哲学)は、患者中心の医療を説いた(主張した)と、言われることがある。実はそうでなく、中川医学概論は、医学を語る・見る・関わる主体として患者側に立っている主体なのであり、患者中心の医療を説く医学哲学ではなく、中川医学概論(医学哲学)自体が「患者中心」なのである。

四　中川医学概論の展開

「語り」としての中川医学概論

医学哲学、医学史、社会科学という三つのエンジン(方法論)を備えた中川医学概論は、「医学とは何か」を通底する根源的な問いとしながらも、既存の「医学が関与すると考えられる領域」を超え、また、澤瀉医学概論の射程をもはるかに超えて、様々な領域・様々な事象に、その言及対象を求めていく。その広がりには、それが「医学とは何かを語る」ことへの回り道だとしても、「生・老・病・死」のすべてを語ってしまいたいという「貪欲さ」と「無節操さ」を感じさせるものでもある。

この言及対象の広がりと、方法としての社会科学導入(援用)という意味において、中川医学概論は、医学哲学というよりは、社会の中での「いのち・病い・死・癒し」に関する実践・信条・語りを、様々な方法論を使って議論する総合的(学際的)社会科学・人文科学と言うべきものであった。中川自身、自分の「医学概論」の英語訳として、(澤瀉は医学概論をPhilosophy of Medicineと訳していたのだが)「メディカル・ヒューマニティーズ(Medical Humanities)」という言葉を充てていた。

このメディカル・ヒューマニティーズとして展開された中川医学概論を見ると、いくつかの特徴が見いだせる。

その特徴のひとつは、著作・論文の枠組みと論述・文章の形式である。

中川の著作・論文には、医学概論の体系的枠組みを示して、それにそって学術論文形式で論述する著作・論文は少ない。中川の膨大な数の著作・論文の多くは、「いのち・病い・癒し」について、人文科学・社会科学の多様な方法論で、まさに既存の学術的形式から離れて、自由に多面的に論述するもの(著作・論文)である。そして、それらの論述形式は、相手(読み手・聞き手)を意識した「話しかけ―語り」になっているものが多いことである。講演・発表などから書き起こした論文だけでなく、直接書き下ろした原稿や学術的論文も、ほとんどのものが、相手を意識した「話しかけ―語り」になっているのである。つまり、中川が遺した著作・論文の総体は、学術的な体系的枠組みで整理できるようなものではなく、個々の著作・論文の多くは、学術論文形式を離れたところでの「語り」(形式)であり、語りのブリコラージュとでも言えそうなものなのである。

中川自身も死の直前まで、自分の医学概論は未完で、これからまとめる(体系化する)のが仕事だと言い、大阪大学医学部の退官記念講演(一九八八年)でも、次のように語っていた。

「私もまだ、頑張っていくつもりである。三つの柱を立てて研究し、広がってきた自分なりの医学概論をまとめることも、仕事として残されている。とても「日暮れて道遠し」の感でない。やっと、夜が明けてきたと、私は思っているところなのである。」

行動する医学概論

中川医学概論のもう一つの特徴は、それまでの思弁する医学哲学を超えて、行動する医学概論(医学哲学)であったことである。

行動する中川医学概論と書くと、先に述べた「森永ミルク中毒症被害者」の救援・支援での中川や、「和田心臓移植を告発する会」での中川の行動が想起されるかもしれない。中川は、医療被害・薬害・「公害」・人体実験などの「事件」で、被害者・患者の側にたち、医学概論の理論をもって、医学界・医師・厚生省・企業など「近代医療の体制側」を批判し、被害者・家族の支援活動を行っており、マスメディアを通して、多くの人が知っている「行動する研究者」でもあった。確かに、このような医学概論による近代医療批判も、行動する中川医学概論の一つの型(パターン)であった。本稿で見ておきたい(指摘したい)のは、行動する医学概論の、もう一つの型であり、次のようなものである。

中川医学概論は、先に述べたように、方法論措定の段階において、「社会の医学」(の実現)と、「患者中心の医学概論」という規範的理念(基調)を内包していた。「哲学は、自分が動くものではなく、人を動かすものである」という恩師澤瀉久敬の言葉を受け継いだ中川の行動とは、その規範的理念に向けて「医学を変える」ことを目指し、そのために「医学・医療に関わる人」を動かし、医学・医療に関わる人の考え方を変える——変わってもらうことを目指したとも言えるのである。この中川医学概論の行動対象の「医学・医療に関わる人」とは、(それまでの医学哲学が言及対象としていた)医師・医学者や看護師や放射線技師などの医療関係者だけではなく、伝統医療・非近代医療(代替医療)の治療者も、そして、病人、患者、患者家族、一般の人々までが含まれていた。そして、それら人々に(医学・医療に関する考え方を)変わってもらうための中川の行動とは、それらの人々のところに出かけていき、直接に話しかけること――「語り」であった。

中川は、このような意図のもと、医学部・医師会・医学会・看護学会など医学・看護学関係、薬学関係、福祉(学)関係、心理学関係などの保健医療に関わる人たちとの場(講演会・集会・会議・研究会)から、患者団体、医療被害告発団体、市民運動団体、宗教団体、人文科学・社会科学の研究者、そして「一般の市民」、このような人たちとの場(講演会・集会・会議・研究会)まで、どのような人たちのところにでも、また数千人の集会での講演から、数人での研究会のワークショップまで、どのような集まりにでも、「話・講演・コメント」を乞われる限り出かけて行き、変わってもらうよう人々に語りかけたのである。

そこでの中川の語りは、医学医療の解説でもなく、医学哲学の紹介でもなく、道徳的な説法でもなく、人々に、「気づき」と「考え方の変化」を促すものであった。筆者が聞いたり記録を読んだりしたこの中川の語りの多くは、次のようなプロットであったと言える。

患者や家族や市民の一般の人々(非医療者)への語りでは、

「いのち・病い・死」「医学・医療・癒し」に関しては、歴史的にも社会的にも文化的にも、多様な考え方と多様な実践があります。だから、今貴方が持っている考え方にとらわれず、様々なことに「気づき」、これからの時代に合った、貴方自身に合った、貴方自身のための、新しい考え方と実践を生み出したらいかがでしょうか。

医師・医学生・医学者・看護師などの医療者への語りでは、このプロットに加えて、医療の原点は、人々を病いから解放し、人々の患いを癒すことです。これからの時代は、実はもうその時代は来ているのですが、医療の中心(主体)は「患者」であり、医療者はその援助者(手伝い)であるべきなのです。そのことにも気づいて下さい。

人文科学・社会科学の研究者には、これらプロットにさらに加えて、医学は自分を語ることができません。患者・病人は、自らの語りが奪われています。どうぞ、自分の立場(学問)から、自由に医学を語り(語りを作り出し)、それを通して、患者・病人が自分の語りを取り戻すことの手伝いをしてやってください。

中川のこのような「語り」の場は、つまり、中川が乞われて話しに出かけて行き語る機会(講演・発表など)は、一九七〇年代から始まり、八〇年代以降急激に増えたようで、九七年に癌で最後の死の床に伏してしまうまで続けられるのであった。

講演・講義の休憩合間に点滴と酸素吸入をしながらの最後の頃の語りについて、中川は、「こんな顔(黄疸も出ている消耗しきった顔貌)して話しかけると、いやぁ、皆さん、真剣に食い入るように聞いてくれるよ」と、筆者に話していた。その最後の最後の語りが、本稿冒頭で紹介したNHKのビデオテープ越しの語りであった。

三〇年間にわたる中川の「語り」の場は、どのような人たち、どのくらいの人に対して、どのような語りが、どのくらいの回数行われたかの資料・記録は全くない。そして、それらの語りの内容も、

(ほんの一部が講演からの書き起こし原稿化され出版もされているが)、もう聞くことも見ることもできない語りとして、語りを聞いた人たちの印象と記憶の中にあるだけである。

筆者が中川の研究室に大学院生として所属していた時期(一九八〇年代前半)に、中川は年間〇〇回を超える「語りの場」(講演・発表・集会・会議・研究会)をこなしていると筆者に語っていた。このことからあてずっぽうに推察すれば、(のべ)十数万人の人が、中川の「いのち・病い・死・癒し」の語りを直接聞き、(のべ)数万人の人が、「いのち・病い・死・癒し」に関して、中川と語り合ったと言えるのではないだろうか。

本書を手に取り、ここまで読み進んでくれた人の中にも、中川の語りに直接触れた方が多くいるのではないかと思われる。

行動する医学哲学者としての中川は、医学哲学の解説・紹介者でもなく、医療倫理の説法者でもなく、医学医事評論家でもなく、医学批判のアジテーターでもなく、「いのち・病い・死・癒し」に関する「語りべ」であったと言えるのである。

最後に——中川医学概論がもたらしたもの

筆者は本稿の構図を考えたときに、最後のこの節のタイトルは、右のように「中川医学概論がもたらしたもの」として、わが国の「いのち・病い・死・癒し」をめぐる思想に、中川医学概論が、中川の語りが、多くの影響を与えたことを書こうと考えていた。

しかし、今、本稿をここまで書き進んで、この最後の節が書けないで、長い時間、立ち止まって、書きあぐねている。書きあぐねている理由は、本稿の構成意図を裏切るような次のような疑問である。

中川医学概論とその語りは、「本当に」、わが国の多くの人の「いのち・病い・死・癒しをめぐる思想」に影響を与えたのだろうか――それも、中川が望んだ方向に、人々の「いのち・病い・死・癒しをめぐる」考え・思いを、変えることができたのだろうか。もしそうなら、それを実証的に（何らかの実証的データを使いながら）議論できるのであろうか。

筆者は、七〇年代から、切れ切れではあるが臨床を続けてきて、臨床での医療者と患者の「いのち・病い・死・癒し」をめぐる語りとエトスの変化を見てきたつもりである。また、医学部や医療系大学で、医学概論講義を担当し医学教育・医療者教育に関わり、医学生・看護学生・医師・看護師・医学教育者・看護学教育者たちの「医療者教育をめぐる語りとエトス」の変化も見てきたつもりである。また、医療社会学研究を専門の一つとして関わり、医療をめぐる社会科学・人文科学の「医療をめぐる言説と研究者のエトス」の変化を、垣間見てきたつもりである。そして、それらの場（領域）において、「中川（医学概論と語り）に、大きな影響を受けた」と筆者に語る人たちが多くいたのも事実である。しかし、それらの「変化」「影響」が、中川の医学概論の語りによるものだったのか、その変化・影響の方向性は、中川が語りを通じて望んだようなものだったのか、などの検討と確認はしてこなかったのである。中川医学概論のシンパサイザーの一人として、希望的に、先験的に、勝手に、「中川医学概論の影響」とやらを、そこに見いだしていたのではなかったのか。本稿の最終節を書き始めることで、このような思い（疑問）が出てきたのである。それは、最近のこれらの領域の「いのち・病い・死・癒し」に関する語りの、過度の饒舌さとその語りの指し示す方向に、筆者が「違和感」を感じていたこととも関連しているのかも知れないのだが。

そこで筆者は、この疑問を、中川医学概論を学んだ者に対して中川が出した、医学概論で議論してみるべき「課題」であると受け取り、今後考えていくことにして、本稿を閉じようとしたら、ふと思い出した。筆者は、中川との最後のゆっくりとした対話の中で、この課題のようなことを、中川に問いただしたことを。

筆者が聞き取った、中川の語りの最後のものとして、記憶から蘇らせて、本稿の終わりに提示したい。これも、中川がもたらしたものの一つであるのだから。

一九九七年三月のある日の午後、中川が研究室・図書室として使っていた一軒家の一部屋で、中川と私と二人だけで会話をしていた。

中川は、おもむろに、CTフィルムを持ち出し、私に差し出し、こう語った。

「先週、主治医の所に行って、CTを撮ってきた。結果のことについては、主治医は、どうも、口を濁して、はっきりしたことを言ってくれないのだ。あなたなら、「本当のこと」を言ってくれるだろうと思って持って来た。どうや？」

渡された腹部CTフィルムの肝臓の部分は、ほぼ全部が、転移性肝癌と思われる腫瘤像で占められており、正常肝臓組織はほんのわずか残っているだけの画像であった。

中川と私は、(中川の)身体や病気に関しての医学的な話をすることも多くあり、中川の腎臓癌に関しても、発症・診断内容・治療・手術等の経過も、会うたびに、聞いていた。ニコニコ笑いながら聞いてくる中川に、私はクールな顔して（いたと思う）答えた。

「切除手術した腎臓癌の肝臓転移だと思います。」

「治療は？　切除できるか？」

「この転移性の肝癌の切除はできません。いや切除の適応はないと思います。治療としては、抗がん剤の投与が考えられます。」

「じゃあ、どのくらい生きられる？　主治医は、ここも、はっきり言わないんだ。」

「このての転移性肝癌の予後に関して、正確なデータは、ないと思います。多くの医師は、経験と推量から、予後を言っているのです。」

「じゃあ、あなたなら、どのくらいと予後を説明する？　この画像の結果からは。」

「患者本人には、先生の主治医が多分そういったかも知れませんが、「一年か二年は、がんばれる可能性があるでしょう」と言うかもしれません。これは、先生が医学概論の講義でも悪いニュースをどう伝えるかというテーマで議論したことでしょう。」

「そうやな、私には主治医もそんなふうに、言っていたな。で、本当は、どうや？」

「患者の家族には、推測した予後を、はっきり告げます、最近の医師は。ですから、多分、こんなふうに言うんではないですか。この状態の患者さんは、個人差があって、すぐに、一、二カ月で亡くなってしまう方もいますし、一、二年がんばる方もいます。ただ、多数の患者さんは、六カ月くらいか六カ月以内だと思います。貴方のご家族が、どのくらいがんばれるかは、今の時点ではわかりません。……データがなく、経験から予後をいう場合は、こんな風の語りです。」

「そうか、六カ月か……」

「六カ月以内が多数だということです。」

笑いながら会話する中川の調子に引き込まれ、私は不躾な話に振っていった。

「で、先生、六カ月だとしたら、何なさいますか、旅行にでも行かれます?」

「いや、予定が、今年いっぱい入っているから、仕事をしなきゃな。でも、九月以降の予定はキャンセルしなければならないかな。それに、本も書きたいしな、二、三冊は書けるかな、これから。」

「どんな本ですか?」

「そうやな、『死の弁明』という本かな、書くなら。」

中川が最初に出した本は、『医学の弁明』という医学哲学の本で、このタイトルの「弁明」はフランクルの著『病気の弁明』から取ったと言っていたのを思い出した。

「はい、じゃあ、本屋に予約入れときますから、よろしくお願いします。」

その後、癌や死などについて、軽やかにとりとめもなく話して、その後の私の帰り際に、中川は、私に、こんなことを言った。

「あなたは、今度、赴任する大学で、医学概論の講義をするのですよね。じゃあ、これらを持って行って勉強して、医学概論を教えて下さいね。」

こう言って、医学概論関係の貴重な著作・文献を多数、中川は本棚から取り出し私に渡してくれた。

それまで、一五年以上の中川とのつき合いで、一度も中川から「勉強しなさい」と言われたことのなかった私は、突然の中川の言葉と行為に驚いて、お礼も言わずに、いきなり、こんなことを質問した。

「先生のこれまでの医学概論は、多くの人を変えましたか?」

中川は、この不躾な質問に対して、肩をすくめて首をかしげるジェスチャーをして、しずかに、ぽつんと、こう答えてくれた。

「わからん……でも、種はまいた。これからは、あなたたちの仕事だ……」

これが、中川とのゆったりとした最後の対話の思い出で、この六カ月後に、中川は「死はこわくない」と言いながら、逝ってしまった。

(1) この語りは、筆者が、一九九七年一〇月六日に放映されたビデオでの中川の語りを書き起こしたものである。このビデオは、現在まで、NHKの「NHKアーカイブズ」に保存されているが、ビデオでの中川の語りの文章化・原稿化はされていない。

(2) この語りは、中川の弟子たちが主催した「医学概論を考える」シンポジウム(一九九六年七月)での中川のコメント発言を、主催者の一人、池田光穂氏が聞き取り記録していたメモからのものである(http://www.cscd.osaka-u.ac.jp/user/rosaldo/nakag.html)。筆者も主催者の一人として同席してこのコメントを聞いているし、パーソナル・コミュニケーションとしては、何度も聞いた話である。
中川は、これと、ほぼ同じ内容の「詳しい」コメントを、「医学と戦争」のシンポジウム(一九九三年)で発言していて、その記録は(中川、一九九四)に採録されている。

(3) 中川は、一九九〇年の医学会総会(京都開催)で、主催側から「医学史の展示」の委員長(責任者)を依頼される。中川は、ここで七三一部隊の記録を中心に展示をしようとするが、他の委員からの反対と非協力にあい、さらに七三一部隊の実証的資料が少なかった。結果的には、この展示では、明治から現在までの日本の医学史展示の一〇ブースのうちの一つに、戦時中の医学の一部として、七三一部隊関係の写真を展示したに過ぎなかった。このように、筆者に語っていたが、委員会での交渉などの記録は存在しない。

引用・参考文献

澤瀉久敬、一九四五年『医学概論 第一部 科学について』創元社。

――、一九六四年『医学の哲学』誠信書房。

中川米造、一九四七年「醫學概論序説」『芝蘭會雑誌』四五号。

――、一九五四年「醫學概論の必要性」『芝蘭會雑誌』特別号。

――、一九六四年『医学の弁明』誠信書房。

――、一九七〇年『医学をみる眼』日本放送出版協会。

――、一九七三年「訳者あとがき」I・ガルドストン著『社会医学の意味』(中川米造訳)、法政大学出版局。

――、一九七六年『医療的認識の探究――増補改題』医療図書出版社。

――、一九九一年『学問の生命』佼正出版社。

――、一九九四年「戦争責任について――日本とドイツの比較」神奈川大学評論編集専門委員会編『医学と戦争――日本とドイツ』御茶の水書房。

――、一九七七年『医の倫理』玉川大学出版部。

――、一九八〇年「医療的人間論」『医療行為の論理』医療図書出版社。

レヴィ＝ストロース、C、一九七二年「呪術師とその呪術」『構造人類学』(田島節夫訳)みすず書房。

ロック、マーガレット、二〇〇四年『脳死と臓器移植の医療人類学』(坂川雅子訳)、みすず書房。

第四章

岡村昭彦とバイオエシックス

高草木光一

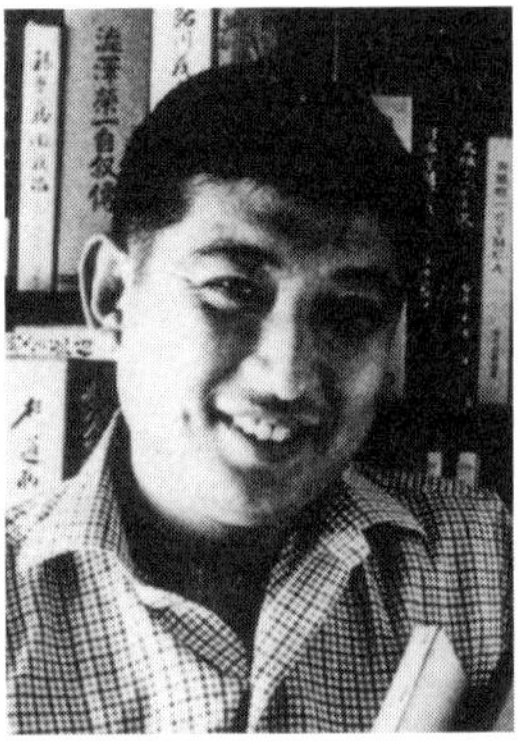

岡村昭彦《おかむらあきひこ》
（一九二九―八五）

岡村昭彦は、ヴェトナム戦争等の取材で著名な報道写真家であるが、後にバイオエシックスとホスピスをアメリカやアイルランドから日本に紹介・導入することに努め、また精神病棟の改革にも取り組んでいる。

一九二九年に、大日本帝国海軍将校の父・於菟彦と母・順子の長男として東京に生まれる。父方の祖父・輝彦は大審院判事、中央大学学長、母方の祖父・田村丕顕は海軍少将。四七年、東京医学専門学校（現在の東京医科大学）中退。以後さまざまな職業を転々とし、北海道にも渡っている。一九六〇年頃には千葉県の被差別部落に住み込み、行政と交渉して環境改善に尽力した。

その後ヴェトナム戦争を取材し、一九六四年、アメリカの週刊グラフ誌『ライフ』にその報道写真が九頁にわたって特集され、ロバート・キャパの後継者として一躍世界的に著名となる。『南ヴェトナム戦争従軍記』（岩波新書、一九六五年）はベストセラーとなった。その後も、フリーランスとして、ラオス、アイルランド、ビアフラ、エチオピア等世界を舞台に活躍した。

社会的弱者を基軸に据えた独自の世界史観をもち、静岡県舞阪とダブリンを拠点にさまざまな活動を行なった。一九八〇年以降、バイオエシックスやホスピスに取り組み、とくに患者の権利と看護婦（師）の役割の重要性を強調した。志半ばにして、一九八五年三月二四日敗血症のため死去。享年五六歳。

著作集として、岡村春彦・暮尾淳編『岡村昭彦集』全六巻（筑摩書房、一九八六―八七年）、写真集として、『これがベトナム戦争だ――岡村昭彦写真集』（毎日新聞社、一九六五年）、杉岡博隆・米沢慧編『岡村昭彦報道写真集』（講談社、一九八六年）がある。また、没後八年の一九九三年、「岡村昭彦の会」が結成され、現在も岡村の志を継承・発展させる運動がつづいている（会員数、約二〇〇名）。一万数千点にのぼる蔵書は、静岡県立大学図書館に岡村昭彦文庫として所蔵されている。

（写真＝一九七四年。『シャッター以前　岡村昭彦蔵書・著作目録』より）

はじめに

岡村昭彦は、晩年の一九八三年正月をダブリンで過ごしている。すでにヴェトナム戦争報道写真家の経歴から離れて、バイオエシックスとホスピスを日本に定着させるべく活動していた時期である。敗血症のために五六歳で没した岡村にとって、五四歳の正月は、その最晩年に当たる。

「翌朝〔一九八三年一月一日〕は私の誕生日だったが、ベッドの中で終日『悪夢と木馬』を読みふけった。よいお正月だった。電話もなく、木村夫妻に礼状を一通書き、夜遅く、シェリー酒をすすりながら、朝までディドロの『ダランベールの夢』と『ラモーの甥』(岩波文庫)の二冊を読んだ。

朝、ベーコン・エッグズとトーストとマーマレードを食べ、濃いミルク・ティーを飲み、再び『悪夢と木馬』を読みはじめた。」(岡村(一九八三a)、『6』四九頁)

この日記風の記述のなかに、当時の岡村の問題関心が凝縮されているように思われる。「木村夫妻」とは、木村利人《りひと》(一九三四―　)と木村恵子(一九四五―　)のことであり、この夫妻との出会いがヴェトナム戦争後の岡村を決定的に方向づけている。

一九六五年、岡村はバンコックで木村利人と偶然出会い、七〇年サイゴンで再会すると、かの地で恵子を含めて三人で勉強会をつくって親しくつきあうようになる(岡村、一九八一b、四二四―四二七頁)。その後、木村利人がアメリカに渡り、「バイオエシックス」という新しい学問に取り組みはじめると、岡村もまた木村を通して、この学問に引きつけられていく。「岡村昭彦は、何時、何処でバイオエシックスに出会ったのであろうか」という問いに対して、木村は明確にこう答えている。

「それは、一九八〇年一月のことだった。当時ハーバード大学にいた私を訪ねた彼は、「今、何の研究しているの?」と極めて直截に尋ねた。私は、一九七八年に刊行された『バイオエシックス大百科事典』の四巻本の一冊を手にしながら私が数年来取り組んできているこの新しいバイオエシックスという学問分野の内容を彼に説明したのをはっきり覚えている。」〔木村(一九八七)、『6』三四八頁〕

岡村は、その年の二月末から木村とともに日本列島縦断のバイオエシックス講演旅行を三六回にわたって敢行している。バイオエシックスとの出会いは、まさに衝撃的なものであったに違いない。ホスピスへの関心は、バイオエシックスとの出会いから派生し、こちらは木村恵子が岡村に協力した。一九八一年、岡村を監訳者、木村恵子を訳者として、ビクター&ローズマリー・ゾルザ『ホスピス──末期ガン患者への宣告』(Victor and Rosemary Zorza, *A Way to Die*, New York: Knopf, 1980)の翻訳が家の光協会から刊行されている。これは、日本にホスピスを紹介した最初期の労作である。

一九八三年は、岡村の遺作となった『ホスピスへの遠い道』の連載が『看護教育』(医学書院)で始まった年である。連載時のタイトルは「ホスピスへの遠い道──マザー・メアリ・エイケンヘッドの生涯」だった。一般にホスピスの先駆者としてはシシリー・ソンダース(Cicely Saunders, 1918-2005)の名が挙げられるが、岡村はさらにその源流を一九世紀アイルランドのメアリ・エイケンヘッド(Mary Aikenhead, 1787-1858)に求め、まさにアイルランドからのレポートを準備している最中だった。木村夫妻に対する「礼状」は、岡村が、この連載の取材のために、アーリントンにいる木村に、ヤント・

エリザベス病院訪問とインタビューのアレンジを強引に依頼したことに対するものである〔木村（一九八七）、『6』三四三―三四四頁〕。

ところで、右の日記風の記述のなかには三冊の本が出てくる。ドゥポート『悪夢と木馬』は、一六六〇―一七六〇年のイギリスの精神病院ベドラム(Bedlam)が、医療施設とはほど遠い見せ物小屋であった状況を詳細に描いている〔DePorte, 1974, pp.3-51〕。わずかの金を支払えば「観客」たちは心ゆくまで「患者たち」をからかい、あざ笑うことができた。「患者たち」は、動物園の檻のなかの動物のように「観客」たちの慰みのための存在であり、両者の間には「立場交換」の論理や倫理はひとかけらも見られない。

こうした異常な状況と心理をつくり出しているのは、植民地支配であると岡村は考える。植民地支配は、異質な他者を人間とは看做さない習慣を宗主国の人間に与える。「支配する側」と「支配される側」の間にある、人間と非人間を截然と分ける壁は、「内なる植民地」である精神病院にも立てられている。岡村は、貧困と飢餓に苦しむ植民地アイルランドとそこから生まれてくるホスピスについて考えるために、この本を通してその裏側の問題に思考をめぐらせようとしていた。

精神病院の改革は、岡村が実際に取り組んだ問題である。一九八二年二月九日、信州大学経済学部で岡村は「資本主義とキリスト教文明」と題する八時間に及ぶ講演を行なった。それを聴講していた長野県安曇病院精神科の医師、栗本藤基（一九四五―　）は、精神科医としての行き詰まりを打破するために岡村に協力を求める。その年の七月二七日に岡村は安曇病院を訪れ、一九八五年に没するまでこの精神科病棟の改革に尽力することになる〔栗本、一九九八、五五―七〇頁〕。

岡村が模索したのは、「見せ物小屋」の対極にあるような精神病院のあり方だった。岡村はなぜこれまでの医療、とくに精神医療がダメであったのかを明快に語る。「テクノロジーが進歩するにつれて、生命そのものが持っている巨大な回復力が、忘れられ勝ちになってしまった」ことが問題の根源であり、「人間の健康な部分をまず知ることなしに〈病〉を語るのは誤りだ」（岡村（一九八四）、『６』二〇〇頁）と言う。心病める人々の「健康な部分」を見つめながら、対等の人間関係を病院内に構築することが岡村の目標となった（栗本、一九九八、七七―七八頁）。

「健康な部分」は、「共通の部分」と言い換えてもいいだろう。つまり、「健康でない」とされる部分は、「異質な部分」であるに過ぎない。岡村は、こうした異質な他者同士が「共生」するあり方を、DNAの二重螺旋《らせん》モデルから発想する。地球上のすべての人間を区別できるほど各人のDNAは差異をもつものの、その差異はごくごくわずかなものに過ぎない。だから、たとえば自閉症の子どもは、「健常者」と取り立てて変わっているわけではない。彼らは、言語とは異なる代替的なコミュニケーション手段をもっているのかもしれず、ただそれが外側から見えないだけなのかもしれない。「健康ではない部分」は、現在のところ、そう見えるだけの「異質な部分」であるとも言えるだろう（『訪問インタビュー・岡村昭彦』ＮＨＫ、一九八四年放映）（高草木、二〇〇九、ix―x頁）。岡村から見れば、「病んだ人たち」をからかい、棒でつつくイギリスの「一般人」のほうが、よほど「病んでいる人々」である。

『悪夢と木馬』が岡村のホスピスへの問題関心にストレートに対応しているのに対して、ディドロ（Denis Diderot, 1713–1784）の『ラモーの甥（*Le neveu de Rameau*）』（原著一八九一年。本田喜代治・平岡昇訳、岩波文庫、一九四〇年）と『ダランベールの夢（*Le rêve de d'Alembert*）』（原著一八三一年。新村猛訳、岩波文庫、一九五八年）は唐突な印象を与える。岡村自身、何の説明も加えていないし、その後もディドロに言及することはなかった。それは、作家ディドロよりも、『悪夢と木馬』に並行してディドロの代表作を岡村は読んだのか。それは、作家ディドロよりも、『百科全書』の編集者ディドロに興味をもってのことだろう。岡村は、木村から紹介された『バイオエシックス百科全書』（Reich, 1978）について次のように語っている。

「このバイオエシックスという、まったく新しい学問体系は、これを人類の過去の歴史に範をとれば、十六世紀、十七世紀、十八世紀に、恐るべき勢いで進みはじめた科学を、フランス百科全書運動という巨大な構想で受けとめ、のちのフランス革命や産業革命の肥料とした、あの運動と同質のものだ、というのが私の意見である。」（岡村（一九八〇b）、『5』三〇九頁）

岡村は、バイオエシックスの出現を、近代の科学革命と『百科全書』に準えて捉えた。それは、たんに一つの学問分野の出現ではなく、知の連環そのものを組み換える社会運動として認識されたのである。

本稿では、日本にアメリカのバイオエシックスを導入した中心人物の一人と言える岡村昭彦に焦点を当て、その「導入」の思想的背景を分析することを目的とする。つまり、ヴェトナム戦争報道から出発した岡村はどのような回路を経て、どのようなコンテクストにおいてバイオエシックスを導入しようとしたのか、そして、アメリカ発のバイオエシックスをどのように日本に根づかせようとしたのか、それを、岡村自身の足跡によって内在的に明らかにしたい。これは、「導入」から三〇年を経て制度的・組織的に学問として確立した日本の「生命倫理学」、さらにはアメリカ発のバイオエシックスそのものを歴史的かつ批判的に考察するための準備作業にもなるだろうと思われる。

一　「世界史のシッポ」をとらえるまで

「独自の歴史観」を求めて

「世界史のシッポ」は、岡村昭彦に独特の表現である。世界史を怪物に見立てて、そのシッポを摑むこと、すなわち怪物に翻弄されるのではなく、怪物をこちらから自在に操る起点を探しだすこと、これが彼の歴史への向かい方であり、「独自の歴史観」と呼ぶものでもあった。新聞社や通信社に所属しないフリーランスは「独自の歴史観」をもたないかぎり生き残れない。これが岡村の持論であり信条だった。

たとえば、「知的生産の技術」研究会編『続・わたしの知的生産の技術』（講談社、一九七九年）に収録された論考「世界史のシッポをとらえるまで」において、岡村はいつ自分が「シッポをとらえた」のかを叙述している。

岡村は、一九六四年六月一二日号のアメリカの週刊グラフ誌『ライフ（*LIFE*）』で衝撃的なデビューを飾り、ヴェトナム戦争報道写真家として一躍著名になるが、南ヴェトナム解放民族戦線のファット（Huynh Tan Phat, 1913-1989）副議長への単独インタビューを『ライフ』一九六五年七月二日号に公表したために、南ヴェトナム政府から五年間の入国禁止処分を受けることになる。ヴェトナムという取材の主対象を失った岡村は、この空白の五年のうち、一九六八年から七〇年初頭にかけて、三度にわたりアフリカ大陸に赴きビアフラ独立戦争を取材した。この時代のことを、彼は「世界史のシッポをとらえつつあったとき」としている。その後、入国禁止処分が解けて、一九七一年二月に起った「ラオス侵攻作戦」を取材し、『ライフ』一九七一年三月一二日号、三月二六日号、四月二日号に掲載された報告は、「国際報道写真家としての内面の成長の結果を、最もよくあらわした作品だった」と述懐している〔岡村(一九七九c)、『5』二〇頁〕。このときには、すでに「世界史のシッポをとらえた後」であると言う。ということは、彼が「世界史のシッポ」を捉えたと自覚したのは一九七〇年前後ということになる。その足どりを『岡村昭彦集』第六巻巻末の年譜で追ってみることにしよう。

〔一九六八年〕一月一日、初めてダブリンに行き、二〇日間ほどをアイルランドで過ごす。アイルランド系アメリカ人とヴェトナム戦争の結びつきを探る。国民文化会議(五月から常任委員に推される)ほかの要請により、北海道美唄・夕張などの炭鉱を調査(四月)。五月、母・順子、静岡県舞阪町で死去、以後舞阪の家を日本での拠点とする。カリフォルニア州のアメリカ大統領予備選挙をユージン・マッカーシーの側から取材中に起きたロバート・ケネディ暗殺事件を現場から日本に報道(六月六日)。ジュネーブでの非核保有国会議を写真で記録しようとして失敗。その後、ロンドンから、初めての西アフリカ、ナイジェリアのラゴスに行く(八月)。ナイジェリア側から内戦を取材し、スペイン領フェルナンド・ポー(赤道ギニア)に行き、ビアフラ入国を図るが果たさず(九月)。北アイルランドのロンドン・デリーで公民権要求デモ闘争を取材、アイリッシュタイムスと契約(一一月)。西アフリカ洋上のポルトガル領サントメ島で、ビアフラ入国のため待機

（一二月）。

［一九六九年］前年のクリスマス直前から乾季のビアフラに入り、その独立戦争に従軍（一月）。その後日本に戻り、ダブリンに行き、貨物船で南下して再びビアフラに入り、六月初めから七月の終わりまで、雨季のビアフラ戦争を取材。ロンドン・デリーでのプロテスタント祝賀大行進によるカトリック教徒との衝突、ＩＲＡのレジスタンスによって燃えるベルファストなどを取材（八月）。一〇月、奄美大島を取材。一一月、ジブラルタル、モロッコなどを訪れる。

［一九七〇年］カメルーンからラゴスへ寄り、エチオピアのアジスアベバ取材（一月から二月）。ビアフラ崩壊後のナイジェリア取材（三月から五月初め）。カンボジア、タイ、マレーシア、インドネシア、ニュージーランド、オーストラリア、アイルランド、インドなどをまわる（五月中旬から九月初め）。九月、入国禁止が解けて五年ぶりのサイゴンで、嶋元啓三郎と会う。六カ月のビザ延長に成功する（一〇月）。サイゴン市内にアパートを一部屋借りる（一一月）。暮れにプノンペンに行く（一二月）。

実に多岐に渡る取材活動を、まさに世界を股にかけて行なっていることがよくわかる。ヴェトナムへの入国拒否という制約条件を逆手にとって自由に羽ばたいているという印象さえ受ける。

ヴェトナムからアイルランドへ

まず注目すべきは、一九六八年一月一日にはじめてアイルランドを訪れた点である。岡村は、ケネディ（John Fitzgerald Kennedy, 1917–63, アメリカ合衆国大統領＝在任一九六一―六三）時代のヴェトナム戦争を「核時代における特殊戦争」と位置づけていた。巨大な核戦略構想の下での特殊部隊をつかった「特殊戦争」という二重の把握である。この特殊戦争においては、ヴェトナム山岳部族を懐柔、馴致して対ゲリラ用に組織するという手法がとられた。ヴェトナムにおける被差別者である山岳部族をヴェトナム人の敵に仕立て上げるそのやり方に岡村は激しく憤った〔むの・岡村、一九六八、一五四―一五五頁〕。

「世界史のシッポ」に倣って言えば、岡村がヴェトナム報道に携わる前に発見した「日本史のシッポ」は、被差別部落だった。劇作家の久保栄（一九〇〇―五八）によって、個々の事件に分断されない骨太の歴史観を学んだ若き日の岡村は、その後被差別部落を発見し、また被差別部落のなかで実際に生活することを通して、独自の日本史観を形成するに至っている。彼にとって、日本近代史の基底を貫いているのは被差別部落への「差別」であり、その派生系として朝鮮人差別を位置づけている。岡村は、ヴェトナムの戦場を取材する際にも、被差別部落での生活の体験を忘れることはなかったし、そこで培われた「反差別」の意識は生涯岡村をバックボーンとして支えていたと言ってよいだろう〔高草木、二〇一〇、参照〕。

岡村を当惑させたのは、ヴェトナムにおいて「差別」を逆手に悪辣な仕掛けを案出したケネディが、アイルランド系移民の子孫、つまりアメリカ内における差別される少数者であったということである。被差別者が差別するというパラドックスを解くために、岡村はアイルランドに向かう。

一九六八年一月一日ダブリンに到着した岡村は、ケネディ大統領の曾祖父の生家を訪ね、アイルランド移民の実態を調査していく。ニューヨークの大司教フランシス・スペルマン（Francis Joseph Spellman, 1889–1967)のような熱狂的ヴェトナム戦争支持者がアイルランド系アメリカ人から現れる背景を追っていく。

ボストンを中心とする一帯において、プロテスタント勢力は極端な「選民」思想に基づく排他的な傾向をもっていた。その地でマイノリティとして差別されるアイルランド系カトリックは、狂信的で愛国的な反共主義に自ら走ることによって辛うじて彼らに対抗する道を見いだそうとしたのである。政治的共同体の「周辺」に生き、外側に排除される不安を抱く者は、政治的共同体から存在の「承認」を得るために戦闘の最前線を自ら志願する。だから、ゴ・ディン・ディエム(Ngo Dinh Diem, 1901–63. ベトナム共和国大統領＝在任一九五五―六三)をアイルランド系カトリックが担いだことは偶然ではない、と岡村は考える(岡村(一九六八)、『3』一六頁)。

アイルランドには、宗教対立、民族対立、植民地支配、貧困等々、およそあらゆる世界史の矛盾が集約されていた。しかも、そうした矛盾の鬱積の起点となっているのは、近代ヨーロッパの基礎を築いたピューリタン革命であり、また名誉革命だった。ピューリタン革命を共和政樹立にまで導くと、クロムウェル(Oliver Cromwell, 1599–1658, イングランド護国卿＝在位一六五三―五八)はすぐさまアイルランド支配に乗り出し、抵抗したアイルランド人は、「白人奴隷として馬といっしょに船底に押しこめられ、西インド諸島のイギリス植民地へ送られ、砂糖やタバコの生産にあたらされた」(岡村(一九六九b)、『3』三八頁)。名誉革命後、ウィリアム三世(William III 1650–1702, イングランド王・スコットランド王・アイルランド王＝在位一六八九―一七〇二)は、アイルランドを手中に収めると、「少数派のカトリック教徒たちを、日本の部落差別とまったく同じ発想で、人間以下の人間として扱い、プロテスタントたちに優越感を味わわせる政策をとった」(岡村(一九六九b)、『3』四一頁)。岡村はこうした史実を次々に掘り起こしていく。

その後岡村はダブリン郊外に居を構え、そこで四人の子どもが生まれている。アイルランドは、岡村にとって、海外での活動の拠点であり、第二の祖国でもあった。この地で岡村は日本の教育や常識では決して捉えることのできない「世界史」の広がりと深さを自分の肌で感じることができた。

だから、岡村にとっての「世界史のシッポ」はアイルランドであると言うこともできるだろう。アイルランドの発見によって、たとえば、日本と朝鮮の関係も、世界史のなかでもう一度位置づけ直されることになる。岡村は、朝鮮総督府学務課が一九二〇年に発行した『愛蘭教育状況』を一つの証拠として提示しながら、大日本帝国の朝鮮支配は、大英帝国のアイルランド支配に忠実に学んだものであると指摘する(岡村(一九七二b)、『3』七〇頁)。また、宗教改革以来のカトリック対プロテスタントの根深い対立という視点は、スウェーデンのヴェトナム和平政策に独自の解釈を与えている。ヴェトナム戦争当時、アメリカ脱走兵を受け入れる数少ない国の一つがスウェーデンであり、べ平連(ベトナムに平和を! 市民連合)が逃走援助したアメリカ脱走兵も、スウェーデンに亡命させる作戦がとられた。スウェーデンのこの特異な位置は、人道的な中立国として賞賛の文脈で捉えられがちであるが、岡村はこれを「ルッター派のプロテスタントの牙城であるスウェーデンのローマン・カトリックに対する明らかな挑戦であると私は理解してきた」(岡村(一九七三b)、『3』三四三頁)と言う。岡村の解釈が正しいかどうかはともかく、こうした視点が少なくとも日本の論壇において欠落していたことは確かだろう。

その後、岡村はアイルランドにおいてホスピスの源流を発見し、それをヴェトナム後の第二の大きな仕事として位置づけていた。世界史の矛盾の坩堝《るつぼ》のなかから、次代の光となるホスピスを見いだしたのだから、ここに大きな世界史把握の手がかりを得たことは間違いない。先述したように、精神病棟改善の仕事もまた、イギリスの植民地主義との対抗が鋭く意識されていた。

このように、アイルランドにおいて「はじめて南ヴェトナムでなぜ戦争が起ったかを、生きた世界史として知ることができた」〔岡村（一九六九a）、『3』一一七頁〕という自覚があるからこそ、それまでのヴェトナム戦争報道に対する痛烈な自己批判が展開される。

「一九六三年夏からPANA通信社の契約特派員として南ヴェトナム戦争に従軍し、世界に送りとどけた私の戦場からの証言が、いかに世界史に足を踏んまえていない、こま切れの戦争報告でしかなかったか」。〔岡村（一九六九c）、『3』一三四頁〕

「ヨーロッパ」と「アフリカ」

しかし、「世界史のシッポ」はアイルランドのもう一つ先にあったようである。岡村がアイルランドで新たに得たものは言わば諸矛盾を抱えた生身の「ヨーロッパ」だった。アジアとアメリカにだけ目を向けていては決して見えてこないヴェトナム戦争の淵源を、岡村はアイルランドを通して「ヨーロッパ」のなかに見いだしていった。その「ヨーロッパ」を相対化し、光と陰のコントラストを浮かび上がらせるもの、それが「アフリカ」に他ならない。ビアフラ独立戦争を取材に行くときに、岡村はヨーロッパ人のジャーナリストからこう忠告を受けたことを覚えている。「アフリカの戦争と取り組むことは、ヨーロッパの歴史と取り組むことだ」(同、一三六頁)。

岡村が取材したビアフラ独立戦争は、ナイジェリア内戦とも呼ばれ、ナイジェリア東部州がビアフラ共和国として分離独立することを宣言して起った戦争である。ヴェトナム戦争と時期が重なることもあって、栄養失調、飢餓に苦しむビアフラの子どもたちの悲惨な様子は世界的に報道され、強力な反戦のメッセージとして国際的な関心を呼んでいた。

岡村は、アフリカの地に足を踏み入れて、アジアやヨーロッパの概念が通用しないことをまず実感する。一八八五年のベルリン会議において、アフリカは「無主の地」とされ、ヨーロッパ諸国の利害に見合うように人工的に分割されていったという冷厳な事実が、現在のアフリカの状況の根底にある。したがって、日本人や中国人と同じ意味において「ナイジェリア人」や「ビアフラ人」が存在するわけではない(同、一三九・一四八頁)。

そして、一八八五年の遥か以前に「ヨーロッパ」と「アフリカ」の関係を決定づけたものが、奴隷貿易であると岡村は指摘する。それは、「近代世界史の根本」(同、一六三頁)に位置づけられるものである。岡村は、ビアフラ独立戦争の取材が明確に自身の世界史観を変えたと端的に述べている。

「私が西アフリカのビアフラ独立戦争を取材して、世界史観がはっきりと変化したのは、私たちがヨーロッパの先進国と呼ぶ国の白人たちが、自分たちの砂糖やタバコのプランテーション用の労働力として、四〇〇年間に五〇〇〇万人にものぼる黒人たちを、鉄の鎖につないで西アメリカから連れ去ったという事実であった。ドレイにされる黒人は、労働力用なのだから老人や赤ん坊ではない。若くて健康な、最も労働にたえうる男女が選ばれた。……このおかげで、あの貧しいヨーロッパは資本を蓄積して産業革命を達成し、若者たちを五〇〇〇万人も奪い取られた西アフリカは、いまだに農村社会に追いやられているのだ。」(岡村〔一九七三a〕、『3』三二八―三二九頁)

究極的な「差別」と言うべきアフリカ黒人奴隷売買が世界史の根底に据えられることによって、「ヨーロッパ」はつねに「アフリカ」によって相対化される存在になる。「ヨーロッパ」を語る際には、つねに「アフリカ」が念頭に置かれていなければならない。たとえば、現在の「ヨーロッパ連合(EU)」の二代前の形態である「ヨーロッパ経済共同体(EEC)」について、岡村は「アフリカ」の視点から独自の捉え方をする。それは、「第二次世界大戦によって海外植民地を失ったヨーロッパの国々が、団結して「新」植民地主義者の集団になろうという発想」でつくられたものであり、「旧植民地支配時代の長い豊富な経験を持ち寄り、独立を許してしまったアフリカ大陸に、今も埋れる資源を、いままでとは違う、巧妙な「新」植民地主義で支配しようというのが、EECなのである」(岡村、一九七二c、五二一―五二三頁)と断罪される。

ここには、「正否」を越えた「独自の価値観」がある。自前の世界史の把握から鋭く中心に向かって斬り込んでいくフリーランスは、こうして日々世界のなかで闘い、発信をつづけてきたのである。

二　「神の水」をめぐる闘い

舞阪漁民闘争の頃

岡村昭彦にとって、一九六〇年代が「雄飛」の時代であったとすれば、一九七〇年代は「雌伏」の時代であったと言えるかもしれない。「世界史のシッポ」を捉えるまでの六〇年代の彼の軌跡は、グラフ誌『ライフ』を軸にしながら世界的な広がりを見せていた。その名声の頂点は、おそらく一九七一年のラオス侵攻作戦取材であり、『ライフ』一九七一年三月一二日号は、岡村のフォト・ストーリーを表紙と一〇頁の特集として組んだ。しかし、その『ライフ』は一九七二年一二月二九日号をもって休刊し、岡村はフォト・ジャーナリストとしての主舞台を失ってしまう。ヴェトナム戦争を終結させるパリ協定調印(一九七三年一月二七日)の直前のことだった。その後も、岡村はさまざまな取材を続けるが、一九七一年以降、世界的なスクープをものにすることはなかった。この時期、独自の世界史観に基づいて縦横無尽に繰り広げるエッセイには磨きがかかってくるものの、それは新たな領野を開拓するものというよりも、一般向けの啓蒙講座の趣のあるものが多かった(岡村〔一九七四—七六〕、『4』参照)。

では、一九七〇年代が岡村にとって収穫のない時代であったのかと言えば、そうではない。「雌伏」の時代、つまり大きな成果を出すことのできなかった時代であったからこそ、岡村は沈潜して次の飛躍のための思考の芽を育んでいた。そして、その思考の拠点となったのは、ベルファストでもビアフラでもなく、静岡県舞阪町(現在は浜松市に編入)だった。

一九六八年五月、母・順子が逝去して遺された舞阪の家が、以後岡村の日本における活動拠点となっていたが、一九七七年、この地で舞阪漁民闘争と呼ばれる一連の問題が発生している。一つは、浜松市の西部衛生工場建設問題であり、もう一つは、静岡県の西遠流域下水道終末処理場建設問題である。

西部衛生工場の建設は、し尿の処理水を浜名湖庄内湾に流し込む計画である。浜名湖で生活の糧を得る漁民にとって、それによって漁獲高に影響が出ることになれば、文字通りの死活問題になる。一九七七年一二月一五日、静岡県都市計画地方審議会でその建設が承認されると、翌一六日には直ちに浜名漁協の反対派漁民ら九七人が静岡地裁浜松支部に工事禁止の仮処分申請を行なっている。一二月二九日には、浜名漁協は、最高決議機関である総代会を開催し、建設受け入れ派であった組合長以下全役員のリコールが成立するという異常事態にまで発展する（『浜松市史』新編史料編六、二〇一〇年、六八―七〇頁）。

ほぼ同じ時期に西遠流域下水道終末処理場建設問題がもちあがってくる。これは、浜松市、天竜市、浜北市、舞阪町、雄踏町、可美村、計六自治体の家庭や工場の廃水を浜松市松島町の終末処理場で一括処理し、遠州灘に放流する計画である。一九七三年度から一九九〇年度までの実施計画が策定されていたが、悪臭や重金属汚染を心配する地元住民の建設反対運動に遇い、県は建設に着手できないでいた。その後の住民との話し合いで反対運動が軟化すると、県は一九七八年度工事開始の布告を行なうものの、ちょうど西部衛生工場建設反対運動が盛り上がっている時期であり、二つの問題を合わせて、浜名漁協を中心に漁場保全闘争へと展開していく（『舞阪町史』下巻、一九九九年、八五七―八七四頁）。

舞阪の漁民にとって、二つの問題は庄内湾と遠州灘という浜名湖の近接する内と外の両方が汚染の危険に晒されることを意味していた。舞阪港に近い岡村の家は、地元漁師との交流の場でもあり、岡村はこの漁民闘争にのめり込んでいく。一九七七年一二月一七日付『朝日新聞』（遠州版）は、「七七年の顔」の一人として「漁民闘争に生きるフリーランス　岡村昭彦氏」を顔写真入りで取り上げている。

見出しには「「民衆」側の視点貫く」とある。

「かつて、母が漁民の子どもらを集め、幼稚園を舞阪町で開いていた。その時、ハナタレだった連中が運動の中心になっている。それが「兄貴」として彼を求めた。彼自身は東京生まれだが、知人、友人のつながりは、今も土地に残っているのだ。その母親への遠い記憶があざやかによみがえる家に、いま住んでいる。

これまでの豊富な彼の体験は、漁民の運動に大きな役割を果たしている。正しいことを主張し、勝つ時代になりかかっている。十回の闘争で、六勝四敗の成績は立派な勝利。四敗が、いつか勝利への礎になるような負け方の運動に、という。

「この闘争で、漁民の中に残るドロドロとしたものがなにを生み出すか」を、四十八歳の男は行動しながら考えている。その中には恥部を自分たちでなめあって、つくりあげるものもあってもいいではないか、とも。

ペンタゴンの少尉待遇の記者証で、アメリカにかみつき、サンデー毎日の記者証で、日本のマスコミそのものへも苦言を述べるフリーランス。激しいニューレフトのフォトグラファーも、いまは漁師以上の漁師に徹し切っている。「漁民闘争史の一ページに残る闘いぶりを」という。」

この古い地方版の新聞記事には、岡村が地元の漁民たちと濃密に交流していた様子がよく表現されているし、岡村のこの漁民闘争にかける意気込みも伝わってくる。実際、一九七八年三月三一日、浜名漁協と浜松市の話し合いが決裂すると、岡村は「浜名漁協公害対策特別委員会助言者」の立場で、市長に五項目の質問状を提出する等、問題解決に向けて精力的に動いていた（『読売新聞』（遠州読売）一九七八年四月一日）。しかし、この問題に関して、岡村は、若い漁師という設定の「安間信太郎」名で一つの論考を残しているだけである。その論考では、人工的に「きれいな水」をつくることはできても、そこに生物が棲めるかどうかは別問題であること、つまり「H_2Oは、神様の水とは違う」ことが主要な論点になっている（岡村（一九七八）、『５』八一頁）。県や市の示す「科学」や「技術」に対して、浜名漁協の漁師や地域住民たちが日常的経験に由来する拭いがたい不信感をもっていたことが、その背景にはあった（『読売新聞』（遠州読売）一九七七年一〇月八日、『毎日新聞』（遠州版）一九七七年一一月一七日、『朝日新聞』（遠州版）一九七八年六月九日）。

しかし、H_2Oと神の水との違いが論理的に詰められているわけではない。逆に、静岡県は、終末処理場の処理水が遠州灘に放流された場合の魚類に与える影響について東海大学に調査を委託し、その結果は『西遠流域下水道放流先影響調査』（一九八一年一月）としてまとめられ、反対の根拠を奪っていく。

岡村は、漁民たちの闘争が敗れることを前提に、「いつか勝利への礎になるような負け方」のために尽力することが自分の役割と思っていたのかもしれない。静岡県立大学図書館岡村昭彦文庫として整理されている岡村の蔵書や、その目録である『シャッター以前　岡村昭彦蔵書・著作目録』をみると、「水」に関わる膨大な専門的文献を岡村が集めていたことがわかる。なかでも、岡村が最も関心を寄せたのは河川の水質汚染問題であったろうと思われる。先の安間信太郎名の論考では、「佐久間ダム、秋葉ダム、船明ダムと、電力と農業用水ダムの建設で、すっかり水量が減った天竜川の河口」（岡村（一九七八）、『５』七七頁）という箇所がある。岡村のなかでは、漁民闘争は個々の漁場の問題を越えて佐久間ダムに代表される河川開発問題全般へと広がっていったのである。そこには、水俣とヴェトナムという二つの現代的な問題が密接に関わっていた。

水俣からヴェトナムへ

岡村は水俣について主題的に扱った論考は残していないが、世界を舞台にした激務の合間にしばしば水俣を訪れている。水俣病の語り部だった杉本栄子(一九三八―二〇〇八)と親しくつきあっていた様子は、水俣を撮り続けた映像作家、土本典昭(一九二八―二〇〇八)の証言(土本(一九八六)、『3』月報)等で明らかである。

岡村の論考のなかに断片的に現れる水俣への言及をみると、水俣病という公害問題そのものよりも、水俣病を生み出したチッソという企業の歴史と体質への根源的な批判が、基本的なスタンスである。チッソの前身は、一九〇六年に野口遵(一八七三―一九四四)が創業した曾木電気株式会社であるが、一九二七年に当時植民地だった朝鮮・興南に進出し、ダム建設と水力発電を基軸に一大コンビナートを築き上げたことが決定的な躍進となった。敗戦によって引き揚げてくると、朝鮮での約二〇年間の収奪によって蓄積された技術と財力が水俣に全面的に投資される(原田、二〇一一、九三―九四頁。高梨編、一九五二、二四頁)。

「世界史のシッポ」をつかまえた直後の一九七〇年代前半の論考では、朝鮮での収奪と水俣病の発生が同根のものとして捉えられている。「次々と発病する水俣病の患者の姿こそ、日本の植民地支配下で苦悶し続けた、朝鮮人民の姿そのものに外ならない」(岡村、一九七二c、五四頁)。「「水俣病患者」

の姿を、大きく目を開いて見すえようではないか。彼らの姿は、日本帝国主義下の資本の収奪にあえぐ、朝鮮人民の姿でなくて、なんであろう。」〔岡村(一九七二a)、『3』二八五頁〕

このように朝鮮と水俣を新旧の「植民地主義」として結びつけることには一定の説得力はあっても、だからと言って、水力発電それ自体が「差別」や「悪」であると直ちに断定することはできない。ところが、漁民闘争後に書かれた論考には、ダム建設等の「国土開発」そのものを問題にする論調が現れてくる。

「野口遵が「大東亜戦争」の開始された年に創立した野口研究所は、早くも敗戦後の一九四七年二月の週刊朝日に、「山奥の谷間を総て湖に」という、国土復興構想を発表し、朝鮮や満州などの海外植民地でみがいた腕で、今度は日本国内の民衆を〝内国植民地化〟するための、ノロシをあげます。すでに〝水俣病〟をつくり出す思想が、そこにあります。」〔岡村(一九七九b)、『5』二七七頁〕

その論理の飛躍には、もう一つヴェトナムという回路が介在してくる。

ヴェトナムからTVAへ

岡村は、漁民闘争のさなかの一九七八年夏、テネシー州ノックスビル(Knoxville)にあるTVA本部を訪れている。アメリカの反戦グループのひとつが「TVAこそヴェトナム戦争の源泉だ」と主張していたことが、天啓のように岡村を打ったのである〔岡村(一九七九a)、『5』二六一頁〕。TVAを中心に据えることで、ヴェトナムと水俣と舞阪はすべて繋がって見えてきた。そして、この繋がりは、これまでの「差別史観」とは異なる視界から捉えられたものだった。

ＴＶＡは、周知のようにテネシー川流域開発公社（Tennessee Valley Authority）の略称であり、世界恐慌後のアメリカ経済建て直しのためにフランクリン・ルーズベルト（Franklin Delano Roosevelt, 1882–1945. アメリカ合衆国大統領＝在任一九三三—四五）がとった一連のニューディール政策の中心となったものである。岡村が着目しているのは、しかしニューディール政策そのものではなく、その裏に隠れている公共事業という名の「開発」が「いのち」に与える影響の問題だった。

ＴＶＡの宣伝フィルムは、敗戦後の日本の各地で流された。ＴＶＡは、民主主義的な開発、復興の模範として日本人の頭に刷り込まれていった。戦後まもなく「ＴＶＡ研究懇談会」をつくり、理論面でＴＶＡを日本に紹介したのが、一九三〇年代にハーバード大学で経済学を学び、後に一橋大学学長となる都留《つる》重人《しげと》（一九一二—二〇〇六）である。都留が留学していた一九三一年から一九四二年までの期間は、まさにアメリカが世界恐慌からＴＶＡで立ち直っていく時代に相当する。岡村は、都留がＴＶＡを無批判に紹介したことを問題にする。「はじめての『経済白書』の作成者であり、戦後日本の復興計画に、大きな影響をあたえ続けた都留氏のＴＶＡ紹介が、定説として、敗戦後の日本に沈殿してしまった事実は大きい。」（岡村（一九八〇ａ）、『５』一九三頁）

具体的に都留のＴＶＡ紹介を見てみよう。テネシー河上流にダックタウン（Ducktown）という美しい町があったが、第一次世界大戦前にその付近に銅鉱脈が発見され、採掘が始まり製錬所がつくられた。それまで農林業に携わっていた住民たちは新たな雇用を見いだし活気づいた。ところが、製錬所は不足がちの燃料を補うために近くの森林を伐採し、森に残った草木も工場の煙に含まれる硫黄によって枯れ果てた。土壌は雨によって浸食され、河に流れ込んで魚を死滅させた。一時の繁栄と引き換えに、ダックタウンは惨憺たる被害を被ることになった。

都留は、ここから得られる二つの教訓は、自然が「一つの統一体をなしているということ」、「それ自身の利潤を極大化することに主眼においた私的企業のコストの中には、社会的な観点からみた場合のコストは必ずしも反映されないということ」（都留、一九四九、六一―六二頁）であり、この二つの問題の解決にこそＴＶＡが取り組んだのだと言う。つまり、ＴＶＡはダックタウンの私的企業とは対蹠的に、目先の利益を追わず、かつ自然を破壊しない開発をめざした。今日的に言えば「持続可能な発展（sustainable development）」の先駆けとなったのがＴＶＡであったことになる。

さらにもう一つ重要な点は、「民主主義」的な運営である。「ＴＶＡを一貫して流れている基本的な態度が実践的なヒューマニズムのそれであり、開発の成功のためには何事についても民衆の積極的な参与をもとめることに重点をおいたという点は、見のがすことのできない重要な特徴である」（同、六三頁）としている。そして、そのような「民主主義」的な運営を行なった立役者が、「新しい民主主義」を標榜して長くＴＶＡの要職にあったリリエンソール（David Eli Lilienthal, 1899-1981）である。都留のリリエンソールに対する賛辞は、絶賛に近い（同、六五頁）。

都留によるＴＶＡ紹介は、たしかにリリエンソールという単一の回路から取り出された情報を無批判にまとめただけのようにも思われる。ダックタウンをＴＶＡの対極にある失敗例として持ち出してＴＶＡの意義を強調する手法は、リリエンソール『ＴＶＡ――民主主義は進展する』にそっくりそのまま書かれていることである（リリエンソール、一九四九、六六―六七頁（原著一九四四年））。

都留は、雑誌『公害研究』(現在は『環境と公害』に改題、岩波書店)の創刊メンバーであり、『公害の政治経済学』(岩波書店、一九七二年)を著すなど、経済学者のなかでは公害問題に最初期から関心を寄せた先駆者の一人であると言ってよいだろう。そして、彼に公害問題を意識させた源泉にはTVAがあったことを都留自身が語っている(都留、一九七二、二二二頁)。

最も「良心的な」経済学者である都留によって絶賛されたTVAに範をとって建設されたのが、遠州灘に流れ込む天竜川にかけられた佐久間ダムである。その佐久間ダムもまた日本の技術の粋を集めた近代的な国土開発の象徴として賞揚された。しかし、その行き着く果てが何だったのか。それを田中角栄内閣の誕生、すなわち「日本列島改造論」に典型的に見られるような「開発」という名の「破壊」だったのではないか、と岡村は問いかける(岡村(一九七九a)、『5』二六六頁)。

高度経済成長という「光」には、自然破壊と棄民という「陰」がついてまわった。その象徴が水俣に他ならない。その元凶であるチッソが朝鮮でのダム建設によって巨利を得た企業だったことを考えれば、そもそも理想的な開発とされたTVAとは何だったのかを再検討する必要があるし、それを手放しで褒め称えた都留重人の思想もまた再検討に付されなければならない。

岡村が、ここまでTVAを問題にするのは、TVAとヴェトナム戦争との間に太い線が引かれるからである。「TVAこそヴェトナム戦争の源泉だ」という反戦グループの主張には根拠がないわけではなかった。

一九六五年にヴェトナムに本格的に介入したアメリカは、戦闘のかたわらで実は処理の準備を始めていた。その端的な表れが、一般に「リリエンソール報告」と呼ばれるヴェトナム共和国(南ヴェトナム）大統領グエン・バン・チュー（Nguyn Văn Thiu, 1923-2001, 在任一九六七―七五）への報告書である。これは、一九六七年二月に、アメリカ政府と南ヴェトナム政府の支援する共同開発グループが二年をかけて作成したものである。その中心となっているのはメコン・デルタ地帯の総合的開発であり、一九六八年三月、メコン・デルタ開発公社設立が合同開発グループによって提案されている（アメリカ・南ベトナム合同開発調査班編、一九七〇年、五八五頁（原著一九七〇年））。もちろん、これはＴＶＡに範をとったものであろう。

岡村は、リリエンソールという人物の足跡（Lilienthal, 1964-1983 参照）を辿りながら、「ＴＶＡとヴェトナム戦争の結び目を模索し」（岡村（一九七九ｂ）、『5』二七一頁）つづける。しかし、戦争という「破壊」が「開発」「復興」と抱き合わせになっていることは言えたとしても、「開発」それ自体を「破壊」と結びつける決定的な論拠は見いだせない。新たな「開発」のあり方、新たな河川管理のあり方を提起するところまでいけば、従来型の「開発」を「破壊」的なものと断ずることはできるかもしれない。岡村自身が、膨大な資料によってその高みを目指していたことは確かだろう。一九七九年と一九八〇年の二回にわたって日本河川開発調査会の一員として中国を訪れ、黄河や揚子江の調査にあたってもいる。

結局、岡村は何一つまとまったものを残せなかった。しかし、「差別史観」を根底に据えながらも、そこに新たに「いのち」という要素を入れようと必死に動き、足掻きつづけた。水俣では、有機水銀によって汚染された魚を食べた人々が水俣病になった。「神の水」のなかで育まれている幾多の「いのち」を守りつづけなければ、やがては人間の「いのち」が危うくなる。「破壊」を「開発」という名で是認し、賞揚する「近代」のあり方そのものを根源的に批判しなければならないという地点まで岡村は自らを追い込んでいった。そして、「いのち」そのものと言ってもいい「水」の問題に沈潜し、苦悶苦闘しているそのときに、岡村は「バイオエシックス」に出会ったのである。

三　バイオエシックスへの二つの視点

バイオエシックスと出会う――「いのち」への侵犯としてのヴェトナム戦争

岡村昭彦は、ヴェトナム戦争報道でサイゴンに滞在していた一九六二年、『ライフ』(一〇月四日号)の表紙をＤＮＡ二重螺旋《らせん》のモデルが飾ったことを鮮明に記憶している(岡村、一九八一b、四二九頁)。ワトソン(James Dewey Watson, 1928–)とクリック(Francis Harry Compton Crick, 1916–2004)がＤＮＡ二重螺旋構造の解明によってノーベル生理学・医学賞を受賞したのが前年の一九六二年であり、以後、「いのち」の仕組みが解明される期待が高まるとともに、遺伝子操作等、「いのち」の領域への人為的介入の是非をめぐる葛藤も強まっていく。いずれにせよＤＮＡ二重螺旋構造の発見から始まる生命科学の躍進は、新しい時代の幕開けを告げるものだった。

岡村は、東京医学専門学校(現在の東京医科大学)中退という特異な経歴をもち、北海道にわたった一九五〇年代には「にせ医者」行為によって医師法違反で逮捕されてもいる(暮尾、二〇一〇、参照)。「いのち」への理論的関心は、若い時代からもちつづけていた。

一九八〇年一月、木村利人に、『バイオエシックス百科全書』を見せられてバイオエシックスに出会うと、これを岡村らしい大きな枠組みをつくって世界史のなかに位置づけようとした。一八世紀のディドロ、ダランベール（Jean-Baptiste le Rond d'Alembert, 1717–83）編『百科全書』（一七五一―七二）と二〇世紀の『バイオエシックス百科全書』が対比的に考察された。一八世紀版『百科全書』は、「一六世紀、一七世紀、一八世紀に、恐るべき勢いで進みはじめた科学」、すなわち、物理学を中心とする自然科学の急速な発達を背景にして、知の新たな連環の全体を描き出すためにつくりだされた。それは自然科学がもたらした「合理主義」を根本的精神として編まれ、したがって、現存する国家やキリスト教をその批判の枠組みに取り込みうる「危険な」体系でもあった。それゆえに、『百科全書』をめぐっては出版禁止命令が出たり、自主規制が行なわれたり、数多の政治的駆け引きが行なわれている。『百科全書』の出版後に、アメリカ独立革命やフランス革命が続発したことを考えれば、『百科全書』の影響は、単に知の領域に限定されるものではなかったとも言える。

二〇世紀版『バイオエシックス百科全書』は、一八世紀版『百科全書』に準えれば、生命科学の飛躍的な発展を受けた新しい知の連環、組み合わせであり、新しい学問の誕生でもあった。それは、しかし、一八世紀版『百科全書』と同じく、知の領域に限定されない影響力をもつものでなければならなかった（一八世紀の『百科全書』に対して一九世紀の新たな『百科全書』の必要を説いたのはリン－シモン（Claude-Henri de Saint-Simon, 1760–1825）だった。彼と対比すると、岡村の発想は鮮明に見えてくる。（高草木、二〇〇五、参照））。

では、バイオエシックスを岡村はどのように理解したのか。岡村に対する指南役となった木村利人は、一九八一年一月から四月まで四回にわたって『法学セミナー』に「人権とバイオエシックス」という論考を連載している。岡村と一緒に日本を縦断してバイオエシックス講演会を開いた翌年のことであり、当時木村はアメリカに住居を置き、ジョージタウン大学ケネディ研究所バイオエシックスセンター（The Kennedy Institute, Center for Bioethics, Georgetown University）に所属して研究を行なっていた。

連載の第一回「ＳＦから憲法まで」（木村、一九八一ａ）では、ハーバード大学ロースクールのトライブ（Laurence Henry Tribe, 1941–）教授の憲法上級セミナー「生物・医科学技術・生物空想物語と法律」の様子が紹介されている。「人間の脳をもつ猫ができたら、どのように法律的に捉えたらよいのか」という問題提起に始まり、「動物のように扱われる人間」＝奴隷、「人間ではないのに人間と扱われるもの」＝法人へと議論は展開する。

このようなセミナーが開かれる背景にあったのは、医科学技術の発展によって可能になった事柄に対して倫理的な価値判断が必要になってきたことであると木村は説明する。一九六九年には世界で最初のバイオエシックス研究機関へイスティングスセンター（Institute of Society, Ethics and the Life Science, The Hastings Center）が設立され、二年後の一九七一年にはジョージタウン大学ケネディ研究所バイオエシックスセンターが発足した。当時の木村はこの最先端のバイオエシックスセンターで活動していたのである（木村については、本書、香川知晶論文を参照。バイオエシックスの日本への導入については、（小松・香川、二〇一〇）も参照）。

トライブ教授のセミナーについては、岡村も「ＳＦは誰のためのものか」という論考で紹介している。木村が岡村をこのセミナーに誘い、同席したものと想像されるが、木村と岡村の論考では微妙な差異がある。木村が「全米のロースクールで五〇校近くが「法と倫理、価値観」についての講義とゼミを設置」し、「「バイオエシックス」「ライフ・サイエンス」を含む「科学と技術」の価値観、倫理についてのコースは全米の高等教育機関に九一九も設置されている」ことを解説し、そのなかの一例としてこのセミナーを紹介しているのに対して、岡村が強調しているのは、トライブ教授がセミナーを締めくくったという次の言葉である。

「遺伝子支配が可能な、未来の世界は、市民の力が中心にならなければならない。われわれが生き延びるためには、権力を過度に集中させないことだ。」（岡村〔一九八〇b〕、『5』三一七頁）

これは、あたかも岡村自身の言葉であるかのように、岡村の論考全体を締めくくる役割をも果たしていた。岡村は、DNA二重螺旋構造発見後の同時代を「遺伝子支配」が可能な時代として捉え、そこで何が必要なのかを問いつづけた。

木村の連載第二回から第四回の論考〔木村、一九八一b・c・d〕は、バイオエシックスという新しい学問分野の出現と広がりを、アメリカだけではなく全世界の動向としてレポートしている。アムステルダム自由大学創立百周年国際会議「科学への関心――その可能性と限界」でバイオエシックス研究者として招待講演をした木村は、「科学の世紀の終焉」と「人権の世紀」への展望を語っている。医科学だけではなく、「科学」一般が「しばしば人間の尊厳を侵害する加害者となる」ことが指摘され、「人権の世紀」の象徴的存在としてバイオエシックスが位置づけられている。バイオエシックス出現の背景としては、こうした大きなコンテクストのほかに、ヴェトナム戦争における枯葉剤使用の問題、軍産学共同の科学技術研究のあり方への批判を木村は挙げている。このような情況のなかで、DNA

研究を市民がコントロールすべきであるという発想が芽生え、ハーバード大学、MIT（マサチューセッツ工科大学）のDNA実験の安全性等について、一般市民九人からなる審議会が一九七六年に発足した例が紹介されている。また、一九八〇年から「大統領バイオエシックス特別委員会」（President's Commission for the Study of Ethical Problems in Medicine and Biomedical and Behavioral Research）が活動しはじめていることも報告されている。

このように木村が研究者としてバイオエシックス全体の動きを視野に入れて、この新しい学問の動向を見定めようとしているのに対して、岡村は、一点において本質を摑みとるような方法でバイオエシックスを理解した。ヴェトナム戦争との関係において、バイオエシックスを鷲づかみにしたのである。そして、バイオエシックスをヴェトナム戦争との関係で捉えた木村を最大限に評価した（岡村〔一九八四〕、『6』一九八頁）。

ヴェトナム戦争は、新しいやり方での「いのち」への侵犯だった。大量に撒布された枯葉剤は、ヴェトナム人の遺伝子をも直撃し、未来の世代にまで甚大な被害を及ぼした。ヴェトナムの戦場に送られていったアメリカの二〇歳前後の若者たちもまた被害者という側面をもった。アメリカ国内では、ヴェトナム反戦運動は公民権運動や学生運動と連動して大きなうねりとなったが、その反戦運動が世界的な広がりをもつようになったのは、「いのち」への脅威をかきたてたヴェトナム戦争が「近代」の矛盾そのものの象徴として捉えられたからだった。

岡村は、一九六〇年代に報道写真家としてヴェトナムの戦場を駆け回っているとき、日章旗をつねに携行していたと言う（岡村（一九六六a）、『1』三一九頁）。「二度と武器をもつまいときめた私にとっての唯一の武器は、ちいさなカメラだけでした」（岡村（一九六五）、『1』六―七頁）と言う岡村にとって、「日の丸」は「平和憲法」の誓いの徴であり、「いのち」を奪わない、奪われないことの意志表示だったはずである（岡村（一九六六b）、『2』七頁）。だから、ヴェトナム戦争との関係においてバイオエシックスを捉えれば、自らの「いのち」を守るための「インフォームド・コンセント（informed consent）」が中軸に置かれるのは、岡村にとってきわめて自然なことだった。

「多くの愛する息子たちを、異国の戦場で失ったアメリカの母親たちが、反戦運動の一つとしてアメリカに展開したのは命の問題であり、消費者運動として押し進めたのが、「医者に自分の命をあずけない」という、患者の権利の闘いであった。

これは世界の医療史を書きかえさせるほどの素晴らしい成果をあげたのである。アメリカの医師会は、一九八〇年六月に特別宣言の中で「まず患者の意志を尊重する」ことを認めたのだった。これは、長い間、西欧医学哲学の基本をなす、ヒポクラテスの原理を否定する、重要なものであったのである。」（岡村（一九八一a）、『5』三三二頁）

ヒポクラテス（Hippocrates, BC460?-BC377?）の誓いは、あくまで医師の側の倫理であるに過ぎない。「養生治療を施すにあたっては、能力と判断の及ぶかぎり患者の利益になることを考え、危害を加えたり不正を行なう目的で治療することはいたしません」（ヒポクラテス、一九八五、五八一頁）という倫理には、患者の側の意志が入り込む余地はない。ヒポクラテスの誓いの現代版とも言うべき一九四八年のジュネーブ宣言においても、「インフォームド・コンセント」は医師の倫理のなかには入ってこない。自己完結的で一方的な「良心の宣言」である点ではヒポクラテスから何ら変わったところはないのである。

岡村が「インフォームド・コンセント」をヒポクラテスの誓いと対立させて導入しようとした動機の背景には、おそらく自分の出自に対する複雑な思いも介在していたように思われる。

岡村は、一九二九年、大日本帝国海軍将校の父・於菟彦《おとひこ》（一九〇二―七三）と母・順子《のぶこ》（一九〇六―六八）の長男として東京に生まれる。父方の祖父・輝彦（一八五五―一九一六〈安政二―大正五〉）は大審院判事、中央大学学長を、於菟彦の弟、昭彦の叔父・康彦（山田康彦、一九〇五―一九六七）は東宮侍従長を務めた。母方の曾祖父には日本赤十字社を創設した佐野常民（一八二二―一九〇二〈文政五―明治三五〉）がいる。岡村が東京医学専門学校に入学したものの中退したのは、学費値上げ問題で学校側と対決したことによるが、当時の学長は、於菟彦の姉・幸子（一八九〇―一九七二）の夫である緒方知三郎（一八八三―一九七三）だった（岡村家については、（岡村於菟彦、一九七一）に依った）。昭彦から見た場合、義理の伯父という関係である。緒方知三郎は、適塾創設者の緒方洪庵（一八一〇―六三〈文化七―文久三〉）の孫に当たる医学者・病理学者である。また知三郎の甥で洪庵の曾孫にあたる緒方富雄（一九〇一―八九）は、東京大学医学部教授をつとめた医学界の重鎮だった。

緒方富雄は、『緒方系譜考』（自費出版、一九二六年）、『緒方洪庵伝』（岩波書店、一九四二年）など緒方洪庵および緒方家に関わる著作を多数著し、日本における正統な医学の継承者としての自覚を強くもっていた人物と考えられる。彼は、第一八回日本医学会総会（一九七一年）のために、ヒポクラテスの画像と賛を収集し、それを『日本におけるヒポクラテス賛美――日本のヒポクラテス画像と賛の研究序説』（日本医事新報社、一九七一年）という一冊の単行書としてまとめている。

エスタブリッシュメントとしての医師の「崇高な」理念の裏側には、おそらく患者に対する差別意識が張りついている。医師は智者であり、すべてのことを知っているのに対して、患者は愚者であり、表層の「痛み」を訴えることしかできない。したがって、「治療」は愚者の意志によってではなく、智者の知恵と判断によってなされるべきである。この発想は、王と臣民の関係、親と子の関係と同様のパターナリズムを基本としている。愚かな臣民、子ども、患者は保護の対象であり、平和と幸福はひとり賢者の選択に関わっている。患者が理解しえない患者自身の利害を患者になりかわって判断することが賢者には求められたのである。

「インフォームド・コンセント」は、こうしたこれまでの医師と患者の政治的力学を根底から覆すものであり、医療の世界における、良き王政としての立憲君主政から共和政への転換を表現していると言ってもよいだろう。だから、それは『百科全書』を中心とする啓蒙思想と近代市民革命に匹敵するような、二〇世紀の大変革と捉えることも可能だったのである。

「インフォームド・コンセント」は患者の権利であり、患者が自分自身の身体について医師から適切かつ十分な情報を得る権利、さらには治療法における選択権までも含むものである。「自分のことは自分で決める」という発想が、こうして医療の世界にも現れるのは、医療が「実験」の要素を伴い、病気のメカニズムの解明、療法の効果の検証を求める医師の利害は、目の前にいる治療すべき患者の利害と原理的に相反しうるからである。問題は、「良き医師の倫理」の範疇に決して収まりきるものではない。

梅毒患者の必要な治療を敢えて行なわず、疾病の進行過程をつぶさに観察しつづけることを、六〇〇人の黒人患者に対して三〇年間にわたって組織的に行なった「医療犯罪」は、その事件が起こったアラバマ州タスキギー(Tuskegee)という町の名前から、「タスキギー事件」と呼ばれている〔Jones. 1981〕。戦時期の人体実験に対する反省からニュルンベルク綱領(一九四七年)やヘルシンキ宣言(一九六四年)が出された後も、タスキギー事件を完全な例外とは言い切れない医療に対する不信感が、バイオエシックスという社会運動を生み出す背景にあったことは確かである。

「世界史の視点」と「弱者の視点」の融合

岡村が「インフォームド・コンセント」を患者の権利として定着させようとしたのは、これまで「いのち」を傷つけられた人々とともに生きてきた経験が決定的に影響している。自分自身の責任とは無関係な出自や身体的条件によって差別され、虐げられてきた人々が、ぎりぎりのところでもっていたものが「いのち」の権利である。自分の「いのち」は他人には渡せない。自分の「いのち」は自分のものであるという主張は、一切の財産をもたない者が主張しうる最後の権利である。この「いのち」の自由と平等を梃子にして、医療現場の力学を根源的につくりかえることを岡村は要求した。岡村の次の言葉ほど、彼のバイオエシックス理解をよく示しているものはないと思われる。

「原爆症、サリドマイド、スモン、水俣、筋ジストロフィーと、心に数かぎりなく傷を負った人々が、日本には沢山いるではないか。この人たちこそ、日本にバイオエシックスを生み出しために、中心の役割を果たすエネルギーの中核なのである。体に傷を負った人間は、心にも傷を負っているものだ。人間の歴史は、心に傷を負った人々により、豊かで優れた文化遺産を持ってきたことを忘れることはできない。」（岡村〔一九八一a〕、『5』三三二頁）

ここで言う「心に傷を負った人々」とは、たとえば岡村が一九六〇年頃から関わってきた被差別部落の人々であろう。社会の最底辺の「賤民」が日本の伝統的芸能文化を育てあげてきたことを明らかにした林屋辰三郎『歌舞伎以前』（岩波新書、一九五四年）を岡村はつねづね推奨していた（岡村〔一九六五〕、『1』一七頁）。岡村のこの言葉には、彼が世界を駆け抜けた末に到達した「差別」史観と「神の水」をめぐって苦闘した未完成の「破壊」史観の二つを見て取ることができる。「差別」され、「破壊」の犠牲になった人々がつねに岡村の念頭にあった。しかも、「体にも心にも傷を負った人々」が主体となって真のバイオエシックスが生み出されていくということは、バイオエシックスは学問体系である前に、何よりもまず、権利のための運動であるということである。一八世紀の『百科全書』に匹敵するような二〇世紀の巨大な知的・社会的運動として、岡村はバイオエシックスを構想した。

岡村のバイオエシックスは、二つの視点で成り立っていると言うこともできるだろう。一つは、「世界史の視点」である。「差別」史観と「破壊」史観の上に、さらに「科学と社会」の関係史を覆い被せるようにした壮大な鳥瞰図でバイオエシックスは捉えられている。いっぽうで、岡村は、個々の具体的な社会的弱者のまなざしを内面化した視点をもあわせもっていた。彼は机上の人であったことはなく、具体的な事件の現場でつねに小さな当事者の視点で取材してきた。フォトジャーナリストとしての仕事だけではなく、一九六〇年代の被差別部落での生活や、三池や水俣への強い関心、一九七〇年代の漁民闘争への肩入れを見るだけでも、小さな弱者の視点をもちつづけていたことがわかる。だからこそ、そうした小さな弱者を中軸とした変革運動としてのバイオエシックスを構想することができたのである。

岡村のバイオエシックスは、このように大きな世界史の視点と小さな弱者の視点の融合によって形成されたものであり、彼の人生そのものがそこに凝縮されている。

おわりに

岡村昭彦は、看護婦(師)を対象に日本各地でゼミナールを開いているが、名古屋ゼミのカリキュラム(一九八二年四月—八三年三月)を見ると、毎月一回計一二回行なわれ、最終回の内容は、「看護婦の手で日本にバイオエシックスを! 19世紀よサヨウナラ、映画『水俣』上映」とある。これについて岡村は、「最終回の日に予定されている映画『水俣・患者さんとその世界』は、日本にも〈患者が中心〉となった運動があったことを実証するためのものである」(岡村(一九八三b)、『6』一三二頁)と述べている。

映画『水俣』は土本典昭監督の作品であるが、岡村は原田正純医師(一九三四—　)を中心とした患者本位の医療体制や川本輝夫(一九三一—九九)らによる患者掘り起こし運動を含めて、水俣の動きを注視していたように思われる。実際に、水俣病は、原田医師らと患者との日常的な信頼・連帯関係のなかから病像の解明が進められてきたという経緯をもつ。そこから、「水俣学」という新しい総合的な学問が立ち上げられた（原田、二〇〇四年、三頁）ことは、岡村の慧眼を証明するような出来事であろうと思われる（ただし、原田医師に直接たずねたところ、岡村との面識はないとのことだった）。

このように、岡村はアメリカからバイオエシックスを直輸入して日本の土壌のうえに成立させようとしたのではない。アメリカにおいてバイオエシックスを生み出す源となったヴェトナム戦争等で傷ついた人々を、「社会的弱者」という枠組みで捉え直したうえで、日本の現実に即した固有のバイオエシックスの誕生と発展を期待していた。晩年の安曇病院の精神科病棟改革において、「東洋医学と民衆の知恵を含むバイオエシックスの思想と実践」を岡村が説いていたという報告（栗本、一九九八、九四頁）にも納得することができよう。バイオエシックスは、方向性はあっても到達点はなく、絶えざる動きのなかで展開してゆく「運動」として捉えられていたのである。

「インフォームド・コンセント」が患者の権利としてではなく、医師側の単なる努力目標にすり替えられてしまい、あるいは自己決定―自己責任論という範疇に押し込められて、十分な情報と判断力をもたない社会的弱者に対する脅迫的な機能をもつようにもなっている日本の現状を鑑みるとき、岡村とバイオエシックスとの出会いのコンテクストを探り、岡村のバイオエシックス理解の原点に立ち返ることは、いまもなお意味を失っていないと考える。

引用・参考文献

＊『岡村昭彦集』全六巻（岡村春彦・暮尾淳編、筑摩書房、一九八六―八七年）
第1巻「南ヴェトナム戦争従軍記」、第2巻「世界史の現場からⅠ」、第3巻「世界史の現場からⅡ」、第4巻

「我々はどんな時代に生きているのか」、第5巻「未来の生命のために」、第6巻「ホスピスへの遠い道」という構成になっている。

ここに収録されている岡村自身の論考については、収録巻をたとえば『1』と略記し（第1巻を指す）、その初出発表年を（一九六五）のように（　）内に示した。

岡村昭彦（一九六五）「南ヴェトナム戦争従軍記」『1』。
——（一九六六ａ）「続南ヴェトナム戦争従軍記」『1』。
——（一九六六ｂ）「私の戦争報道」『2』。
——（一九六八）「アイルランドの歌声」『3』。
——（一九六九ａ）「日本人に遠いビアフラの戦争」『3』。
——（一九六九ｂ）「北アイルランドの暴動」『3』。
——（一九六九ｃ）「ビアフラ飢餓戦争従軍記」『3』。
——（一九七二ａ）「だれが国民の心理操作に成功したのか」『3』
——（一九七二ｂ）「小泉八雲とアイルランド」『3』。
——（一九七三ａ）「ヴェトナム戦争は本当に終ったか?」『3』
——（一九七三ｂ）「停戦協定調印直前のヨーロッパから」『3』。
——（一九七四—七六）「母親のための資本主義講座」『4』
——（一九七八）（安間信太郎の筆名）「病んだ水と「神の水」の破壊2」『5』。
——（一九七九ａ）「アメリカで考えたこと、ヴェトナムで考えたこと」『5』。
——（一九七九ｂ）「ＴＶＡから揚子江まで」『5』。
——（一九七九ｃ）「世界史のシッポをとらえるまで」『5』。
——（一九八〇ａ）「〝ＴＶＡ〟の神話はどうつくられたか」『5』。

――（一九八〇b）「SFは誰のためのものか」『5』。

――（一九八一a）「日本にバイオエシックスを生み出すために――アメリカでは心に傷を負った人々の手で」『5』。

――（一九八三a）「一六六〇～一七六〇のイギリスにおける異常心理」『6』。

――（一九八三b）「日本における二か月間――名古屋ゼミ・詩・長い前文」『6』。

――（一九八四）「人間の健康な部分と病院という虚構について」『6』。

岡村昭彦、一九七二年c「ベトナム戦争と水俣病――「新」植民地主義者の一つの顔」『国労文化』一九七二年七月号。

――、一九八一年b「監訳者あとがき」ビクター&ローズマリー・ゾルザ『ホスピス――末期ガン患者への宣告』家の光協会。

岡村昭彦蔵書目録をつくる会編集委員会編、一九八八年『シャッター以前　岡村昭彦蔵書・著作目録』岡村昭彦蔵書目録をつくる会。

岡村於菟彦、一九七一年『父岡村輝彦事蹟　附岡村家家譜』私家版（手書きコピー製本）。（本資料については、暮尾淳氏に閲覧の機会をいただいた。記して感謝の意を表したい。）

木村利人、一九八一年a「SFから憲法まで――人権とバイオエシックス」『法学セミナー』三一一号、一九八一年一月。

――、一九八一年b「科学の世紀から人権の世紀へ――人権とバイオエシックス」『法学セミナー』三一二号、一九八一年二月。

――、一九八一年c「開発途上国から世界共同体へ――人権とバイオエシックス」『法学セミナー』三一三号、一九八一年三月。

――――、一九八一年d「DNAから人間まで――人権とバイオエシックス」『法学セミナー』三二四号、一九八一年四月。

――――、一九八七年「補遺「ホスピスへの遠い道」からの出発」『岡村昭彦集』第6巻、筑摩書房。

栗本藤基、一九八九年『門番小僧、黙れ! と言われて……』新葉社。

暮尾淳、二〇一〇年「大した奴だったな――アキヒコ回想手帖2」岡村昭彦の会編『シャッター以前』第五号、川島書店。

小松美彦・香川知晶編、二〇一〇年『メタバイオエシックスの構築へ――生命倫理を問いなおす』NTT出版。

高草木光一、二〇〇五年「サン-シモン――『産業』への隘路」大田一廣編『社会主義と経済学――経済思想6』日本経済評論社。

――――編、二〇〇九年『連続講義「いのち」から現代世界を考える』岩波書店。

――――、二〇一〇年「岡村昭彦――ホスピスへの基点」岡村昭彦の会編『シャッター以前』第五号、川島書店。

高梨光司編、一九五二年『野口遵翁追懐録』野口遵翁追懐録編纂会。

土本典昭、一九八六年「断想・岡村昭彦」『岡村昭彦集』第3巻、月報、筑摩書房。

都留重人、一九四九年「TVAとその指導者」『世界』四三号、一九四九年七月。

――――、一九七二年『公害の政治経済学』岩波書店。

原田正純編、二〇〇四年『水俣学講義』日本評論社。

原田正純、二〇一一年「水俣と三池」高草木光一編『連続講義 一九六〇年代――未来へつづく思想』岩波書店。

ヒポクラテス、一九八五年「誓い」(大槻マミ太郎訳)、大槻真一郎編『ヒポクラテス全集』第一巻、エンタプライズ。

むのたけじ・岡村昭彦、一九六八年『1968年――歩み出すための素材』三省堂新書。

DePorte, Michael V., 1974, *Nightmares and Hobbyhorses: Swift, Sterne and Augustan Ideas of Madness*, San Marino(California): Huntington Library.

Joint Development Group: Postwar Planning Group(Saigon), Development and Resources Corporation(New York), 1970, *Postwar Development of the Republic of Vietnam: Policies and Programs*, Foreword by David E. Lilienthal, New York: Praeger Publishers.(アメリカ・南ベトナム合同開発調査班編、安芸皎一・高橋裕訳、一九七〇年『ベトナムの戦後開発』時事通信社)。

Jones, James H., 1981, *Bad Blood: the Tuskegee Syphilis Experiment*, New York: The Free Press.

Lilienthal, David E., 1944, *TVA: Democracy on the March*, New York: Harper.（リリエンソール、和田小六訳、一九四九年『TVA——民主主義は進展する』岩波書店）。

Lilienthal, David E., 1964–1983, *The Journals of David E. Lilienthal*, 7 vols., introduction by Henry Steele Commager, New York : Harper & Row.（末田守・今井隆吉訳、一九六八—六九年『リリエンソール日記』全三冊〈原著二巻分〉、みすず書房）。

Reich, Warren T. (editor in chief), 1978, *Encyclopedia of Bioethics*, 4 vols., New York: Free Press.(生命倫理百科事典翻訳刊行委員会編、二〇〇七年『生命倫理百科事典』全五巻、丸善。ただし、邦訳は第三版(二〇〇四年)を底本としている。第三版の編集責任者は、Stephen G. Post である)。

第五章

日本の生命倫理研究の開拓者たち——成熟あるいはその拒否

香川知晶

はじめに――生命倫理研究の輸入

日本の生命倫理研究は、欧米の研究の輸入として、一九八〇年代に始まったとされる。この点は、現在ではすでに多くの論者の共通了解となっている。

たとえば、森岡正博は一九九四年の『生命観を問いなおす』で、「生命倫理は、八〇年代日本の文化史の重大事件でした」と語り、欧米と日本の生命倫理に関する事例と文献を対比した二つの表を掲げている(**表1・2**)。その表を比較しながら森岡は、「生命倫理に関しては、事例は欧米からだいたい五年遅れ、言説は一〇年遅れで輸入されていること」が分かると述べている(森岡、一九九四、九四―九五頁)。たしかに、この二つの年表からすれば、日本の場合、事例に関しても、言説に関しても、一九八〇年代以降が問題となることは明らかである。

また、土屋貴志は、生命倫理学の日本への導入を論じた論文で、「「bioethics」と呼ばれる学問領域は一九七〇年代に米国で成立し、一九八〇年代に「バイオエシックス」、「生命倫理」、「生命倫理学」として日本へ輸入される」という見取り図を示している(土屋、一九九八)。

土屋の調査によれば、日本では、「倫理(ethics)」に「生命・生物(bio-)」という接頭辞を合わせて作られたbioethicsという英語は、当初、「バイオエシックス」とカタカナ書きされていただけだった。それが、「一九七七年に上智大学の青木清によって初めて「生命倫理」と訳される」。事情は、次のようなものだったという。

上智大学は、一九七五年頃から、同じイエズス会の米国のジョージタウン大学の影響を受けて、生命科学研究所の設立と生物科学専攻の新大学院の設置を生物学者の青木を中心に準備していた。その新大学院のカリキュラムには、「バイオエシックス」という講義科目も含まれていた。しかし、科目名がカタカナだということで当時の文部省からクレームがつけられた。そこで、一九七七年に青木が急遽「生命倫理」という訳語を考えだし、翌年、「生命倫理」という講義が開講されたのである。「したがって「生命倫理」という語が bioethics の訳語として公に用いられ始めたのは一九七八年であり、それまで bioethics には訳語はなかった」。

「生命倫理」という言葉そのものは、青木の訳出以前にも使われていなかったわけではない。たと

表1　生命倫理・事例年表

海 外		
脳死	1967	南アフリカ・心臓移植
	1968	米・ハーバード基準
	1970	米・カンザス州脳死法
	1981	米・統一脳死法案
生殖	1978	英・体外受精児誕生
	1984	豪・凍結受精卵児
日 本		
脳死	1968	和田心臓移植
	1983	厚生省・脳死に関する研究班
	(1983	厚生省・生命と倫理に関する懇談会発足—85)
	1985	脳死竹内基準発表
	1987	日本医師会・脳死見解発表
	1990	脳死臨調発足
	1992	脳死臨調答申
生殖	1983	東北大・体外受精児
	1986	慶応大・男女産み分け
	1989	東京歯科大・凍結受精児

(森岡正博『生命観を問いなおす』p. 94 より)

表2　生命倫理・文献年表

アメリカ	
1970	P. Ramsey, “Patient as Person”
1971	V. R. Potter, “Bioethics”
1978	“Encyclopedia of Bioethics”
1978	Beauchamp & Walters, “Contemporary Issues in Bioethics”
1979	Beauchamp & Childress, “Principles of Biomedical Ethics”
日 本	
1981	『理想』特集・バイオエシックス
1983	H・マシア『バイオエシックスの話』
1985	米本昌平『バイオエシックス』
1985	厚生省『生命と倫理について考える』
1985	中島みち『見えない死』
1986	加藤尚武『バイオエシックスとは何か』
1986	千葉大『バイオエシックスの展望』
1986	立花隆『脳死』
1987	木村利人『いのちを考える』
1988	飯田亘之・加藤尚武監訳『バイオエシックスの基礎』
1988	米本昌平『先端医療革命』
1988	古庄敏行・馬場一雄・岡本直正編『医療・医学研究における倫理の諸問題』
1988	波平恵美子『脳死・臓器移植・がん告知』
1988	森岡正博『生命学への招待』
1992	今井道夫・香川知晶『バイオエシックス入門』

（森岡正博『生命観を問いなおす』p. 95 より）

えば、一九七七年二月刊行の中川米造の『医の倫理』には、「遺伝工学や精子銀行など生命倫理的な意味のあるテーマ」という表現が登場している〔中川、一九七七、二二一頁〕。しかし、土屋が提示している見取り図、米国に成立した学問領域の輸入として日本の生命倫理研究は始まったという説明が説得力をもって受け取られてきたことに変わりはない。ここでは、こうした土屋や森岡などの先行研究を導きに、一九八〇年代の輸入がどのようなものであったのか、日本の生命倫理研究の開拓者に即して、点描することにしたい。

一　応用倫理学としての生命倫理研究

加藤尚武と千葉大グループ

生命倫理が、日本の哲学や倫理学の分野で本格的に研究対象とされるのは、加藤尚武と飯田亘之を中心とする千葉大学のグループが活動を開始した一九八〇年代半ば以降である。

加藤は東北大学から千葉大学に転出した一九八二年頃から生命倫理研究に着手していた。そして、一九八四年四月から、バイオエシックスを中心に、英語圏の研究書を紹介する連載を有斐閣のＰＲ誌『書斎の窓』に開始する。一年間の連載は、『現代思想』に掲載された中川米造との対談（中川・加藤、一九八六）と合わせて、二年後の一九八六年末に『バイオエシックスとは何か』として刊行された（加藤、一九八六）。これは、日本の哲学者が書いた生命倫理に関するもっとも早い時期の著作だろう。その第一章で加藤は、「バイオエシックスの課題の一つは時代と技術の変化の中で、価値意識の崩壊を防ぐことであろう」と述べ、選択的中絶の問題から始めて、生命倫理や環境倫理に関連する倫理学説をわかりやすく解説している。

他方で加藤は、研究グループの組織にも関わっていた。その成果は、『バイオエシックスとは何か』

刊行と同年に、千葉大学『総合科目(講義Manual 4)バイオエシックスの展望』として発表されている(飯田(編)、一九八六)。これは、当時の千葉大学教養部で開設された「バイオエシックスの展望」という講義のためのマニュアルである。オムニバス形式の講義では、マニュアルの執筆者が講師を務めた。

『バイオエシックスの展望』は、加藤の「序論」に始まり、全部で九部構成の四二章から成っている。各部の表題を並べておくと、「1 生命についての科学と倫理」、「2 人格と権利」、「3 生命の尊厳」、「4 試験管ベービー」、「5 人工妊娠中絶」、「6 安楽死をめぐる諸問題」、「7 死の定義と脳死」、「8 医者による告知と患者の同意」、「9 現代医学技術と社会」である。この構成を見ると、当時のさまざまなトピックスが手際よくまとめられていることがわかる。多くは現在の生命倫理研究にそのまま引き継がれる問題である。執筆者には医学部の医学研究者たちも参加していたが、中心は哲学や倫理学の若い研究者たちだった。といっても、若手で生命倫理を研究対象とする者がいたわけではない。加藤は、当時の哲学界の雰囲気を、諧謔交じりに、語っている。

「僕のところなんかひどかったよ。加藤先生はヘーゲル学の指導者だったのに、アメリカ製の変なものを輸入し始めて、「先生ご乱心である」と。(笑)だから先生を早く引きとどめ、ご乱心から立ち直さなければ駄目だと、弟子どもが署名運動して諫める、そういうことをやろうと提案したやつがいるんだよ。そのうち、先生ご乱心じゃなくて、ご乱心でもってみんなメシを食うようになったから、言わなくなっちゃった」(『小泉科研報告書』[(1)] 一二頁)

そうした雰囲気のなか、加藤と飯田は『展望』の後も、米国を中心とする研究動向を丹念に追い、毎年、『資料集』という形で紹介を続けていく。一九八八年には、『展望』で紹介された論文を中心とする翻訳、『バイオエシックスの基礎――欧米の「生命倫理」論』（エンゲルハートほか、一九八八）も刊行される。この訳書は、論文の選択が秀逸なこともあって、現在でも、生命倫理研究の基本文献の地位を失っていない。さらに、千葉大グループは、『バイオエシックスの基礎』刊行の翌年に、H・トリストラム・エンゲルハートの『バイオエシックスの基礎づけ』（エンゲルハート、一九八九）という大著の翻訳も刊行している。

千葉大グループの精力的な仕事は、哲学や倫理学の領域における生命倫理研究の起爆剤になるものだった。たとえば、加茂直樹を中心とする京都の研究グループは、最初の成果を一九八九年の『生命倫理の現在』（塚崎・加茂、一九八九）にまとめているが、その「序」のなかで、加茂とともに編者を務めた塚崎智は、生命倫理研究に関して「哲学・倫理学研究者……の立ち遅れは否めないように思われる」と語り、「そうした中にあって、千葉大学教養部が一九八六年にバイオエシックスを総合科目として開講し、加藤尚武・飯田亘之両氏の編集によるその講義資料集『バイオエシックスの展望』（一九八六年）、『バイオエシックス最新資料集』（一九八七年）、『バイオエシックス最新資料集（続編）』（一九八八年）を作成したことは特記されるに値する」と述べている。塚崎によれば、『生命倫理の現在』が企画された一九八六年の「時点でのわれわれ関西在住の執筆予定者は、二、三の者を除いては、ありていに言ってほとんど無知蒙昧の状態に近く、一から勉強を始めなければならなかった」という（塚崎・加茂、一九八九）。そうした「勉強」に、千葉大グループの仕事が役立ったのである（加藤、二〇〇七、三頁、参照）。

バイオエシックス輸入の意味

バイオエシックス輸入の先頭に立っていた加藤尚武は、一九八七年の『二一世紀への知的戦略』の「あとがき」で、次のように述べている。

「バイオエシックス……というアメリカ育ちの学問を今わたしは輸入しようとしている。文化の輸入の現場にいるわけである。今までの輸入業者の犯した誤りだけは避けたいと思う。まず「新しい観念の枠ができた。これを知らないと時代に後れるぞ」という脅しを止めよう。生命にかんして倫理と技術の対話の場を開かねばならぬ。そのためのバイオエシックスである。……

観念の枠を輸入するのではなくて、アメリカの現実の中に生きた対話の姿を紹介しよう。枠であればそれを直ちに日本の現実にあてはめることもできようが、現実の対話の情景は、われわれに同じ課題で対話を遂行することを促す。……もっとも本質的なことは生命と倫理にかんして真に普遍的な人間の言葉が求められ、交わされようとしているということである。文化の伝統よりも深い、生命そのものに根ざすモラルをほりおこし、宗派の差異をこえた普遍的な人間の、対話をつうじて吟味可能なルールを言葉にもたらさねばならない。それは二一世紀への知的な戦略というよりは、いつの時代にも変わらぬ道徳の正道であるにすぎない」〔加藤、一九八七ａ〕

この言葉を見ると、輸入が既存の哲学研究を活性化するための戦略として位置づけられていたことがわかる。加藤にとって、バイオエシックスというアメリカ文化の輸入は、生命と倫理を問う「いつの時代にも変わらぬ道徳の正道」を回復するための方策だった。求められたのは、「生命そのものに根ざすモラル」であり、「普遍的な人間の、対話をつうじて吟味可能なルール」である。生命と倫理にかかわる「真に普遍的な人間の言葉」を獲得し、「宗派の差異をこえた」「文化の伝統よりも深い」モラルを明らかにしなければならない。そのために、「アメリカ製の変なもの」は輸入された。

加藤は、『バイオエシックスの展望』の翌年の『資料集』のなかで、輸入などではなく、「日本人の観点から消化、吸収し、独創的に再展開したものを日本の論題にのせるべき」だといった反応を想定し、次のように語っている。

「西洋の近代を手本として日本の近代化を図るという課題は一段落した。したがって「近代化のための文化輸入」という意味づけをバイオエシックスにすることは正しくない。……テクノロジーの輸入はありえても、エトスの輸入はありえない。……

近代化という構図の中に成り立つ、西洋と日本という関係とは本質的に違うものがうまれつつある。それは国際化というものともかなり違うが、国際化の前提になるものではある。それは「文化体質の違いを前提にした権利関係」と言う関係の発生である。……キリスト教徒同士であれば権利が尊重されるというのとは、違う権利の保証体制が問題なのだ。それは近代化の課題ではなくて、市民社会の成熟という課題である」（加藤、一九八七b）

このように、加藤は、自らの生命倫理研究の究極的な目標を西洋対日本という図式に立つ「近代化」ではなく、洋の東西にかかわらぬ「市民社会の成熟」においていた。そのために、「文化体質の違いを前提にした権利関係」を語りうる「真に普遍的な人間の言葉」が求められたのである。

加藤は、右の引用に続けて、こう述べている。

「個人主義、陪審制度、経験主義についてわれわれはどれほどのことを知っているのか、文化の体質の違いだと言うことによって、相対化し並列してしまうのは性急にすぎる。むしろ、医療という共通の課題を土俵にして、文化の体質の奥底にあるものを学ぶという態度をとった方がいいのではないだろうか。……制度の違い・優劣を論ずるなら、共通の尺度が必要であろう。「文化の体質が違う」という一言で、制度や習慣の違いを処理するのではなくて、共通する普遍と差異をキメ細かく読み分けて行く営みが要求される」〔同右〕

こうした加藤の言葉には、成熟した市民社会の前提となる普遍的なモラルへの志向がはっきりと示されている。加藤にとって、生命倫理研究は応用倫理学研究のひとつであり、どれほどうまく収まるのかは別にして、従来からの哲学や倫理学の研究の枠内に、軟着陸しうる、あるいはすべきものだった。

二　生命倫理研究と宗教的、文化的背景

ホアン・マシア『バイオエシックスの話』

哲学系の生命倫理研究としては、イエズス会の司祭で、上智大学神学部のホアン・マシアの著作が、千葉大グループの活動よりも前に刊行されていた（**表2**）。マシアは、当時、上智大の生命科学研究所で「生命倫理」の講義を担当しており、一九八三年に『バイオエシックスの話』、二年後にはその改訂増補版と『続バイオエシックスの話』を出している〔マシア、一九八三・一九八五a・一九八五b〕。

『バイオエシックスの話』は、体外受精、妊娠中絶、治療停止と延命といった生命倫理の問題を「カトリックの立場から」論じた著作である。カトリックの立場は、その第二章で、トマス・アクィナスにさかのぼって、生命倫理の基準について語るところに端的に示されている。また、体外受精と妊娠中絶に関しては、カトリックの原則的立場が強い調子で確認される。しかし、だからといって、本書がドグマティックな著作だというわけではない。

マシアは、『バイオエシックスの話』で、自分の立場が、「やってはいけない」と無理にブレーキをかけるタイプと無責任にアクセルを踏むようなタイプの倫理学ではなく、新たに登場してきた問題に対して「イエスかノーかを断定的に打ち出す前に」、「疑問の出し方と問題の位置づけ方に重点」を置くものだと述べている。そこには、米国のバイオエシックス成立に大きな影響を与えたキリスト教神学の世俗化の流れ〔土井、二〇〇八〕に連なる姿勢を見出すことができる。しかし、マシアの『バイオエシックスの話』の影響は、日本ではさほど大きくはなかった。

応用倫理学的研究と宗教

マシアは、『バイオエシックスの展望』に「生命倫理とカトリシズム」という論考を寄せており、千葉大グループとも接触がなかったわけではない。精力的に文献を収集する中心となっていた千葉大の飯田は、上智大所蔵の図書が千葉大グループの活動の基礎のひとつとなったことを認めている（『小泉科研報告書』三頁）。にもかかわらず、その生命倫理研究と、上智大学ですでに開始されていた研究とのつながりはさほど鮮明ではない。その点には、先に見た加藤の輸入戦略が関係しているだろう。

加藤の戦略では、バイオエシックスは宗派の差異をこえた倫理学的探究として、宗教とは切れたものとして理解されていた。

加藤は、『展望』の翌年の『資料集』で、次のように述べている。

「バイオエシックスの文献を読んで、直接にキリスト教的な背景を感じさせるようなものに出会ったことはない。私はキリスト教徒ではないが、プロテスタントの研究者もその様に言う。「キリスト教の背景」という概念を、掘り下げてみる必要はあるだろう。「西洋文化という多元的な価値体系の背後に一元的な背景としてキリスト教がある」という「ササラ型」の理解をする人が日本には多いが、バイオエシックスに映じた姿は、むしろ「一元的な倫理体系の背後に多元的な宗教意識が存在する」という構造になる。宗教意識の多元性に対応できる医療倫理が求められているということは確実であろう」〔加藤、一九八七b〕

こうした加藤の立場は、エンゲルハートがバイオエシックスを特徴づけたsecular bioethicsという言葉が、『バイオエシックスの基礎づけ』で「非宗教的バイオエシックス」と訳されたことにも現れている。加藤尚武は、その翻訳の「解説」で、次のように述べている。

「「バイオエシックスも、キリスト教文化の所産でしょうね」という質問を、日本でよく受ける。質問者は「西洋の倫理には、かならずキリスト教という背景があり、その背景を理解しないと、正しくとらえられません」という答えを期待している。……ところがバイオエシックスの領域では、カトリックの立場にある人でも、人工妊娠中絶にたいして、正面から反対を唱えないことが多い。逆に、正統派の立場の人に、あまり時代の現実からはなれないようにと忠告する人もいる。

……好んで非宗教的であろうとしなくとも、もはや特定の宗教的な立場では、社会倫理がなりたたない。脱宗教の倫理は、社会生活にとって必要であるという認識が、バイオエシックスの背景にある。……非宗教的バイオエシックスがエンゲルハートの立脚点である」（加藤、一九八九、五七二―五七三頁）

もちろん、ここでいいたいのは、キリスト教を知らなければ、バイオエシックスは正しく理解できない、などということではない。それに、土井健司が論じているように、一九六〇年代の宗教の世俗化の挫折によって、「バイオエシックスは神学やキリスト教の外に、外側に位置づけられるようになる」（土井、二〇〇八）。その意味では、「非宗教的」という訳語が誤訳というわけではないだろう。加藤が指摘していたように、「一元的な倫理体系の背後に多元的な宗教意識が存在する」というべきなのかもしれない。しかし、それでは、たとえばエンゲルハートが二〇〇〇年に『キリスト教バイオエシックスの基礎づけ』（*The Foundations of Bioethics, Second Edition*, Oxford University Press）という大著を書くにいたる理由は見えにくくなる。その著作は、キリスト教バイオエシックスという枠組みのなかで、世俗化の流れの中から出てきた「自分の良心に従え」という道徳的内在主義がもたらす問題を徹底して分析している。多元的な宗教意識を背後で支えるべき倫理体系は一元的ではなく、宗教意識と同じく、多元的なものにすぎない。そのなかでどのようにしてモラルを立ち上げるかをエンゲルハートは問おうとしている。米国のバイオエシックスの議論には、宗教の世俗化以後の社会という米国特有の文脈が強く働き続けている。バイオエシックスを通して、市民社会の成熟としての一元的倫理体系を見ようとする企ては危ういのである。

バイオエシックスは脱宗教の近代市民社会における倫理学的議論の典型として受け取られた。そのため、一九八九年のエンゲルハートの翻訳でsecularは「非宗教的」と訳された。そうした立場からすれば、マシアの著作はあまりにも宗教的で、バイオエシックスの話としては不釣り合いに思われただろう[2]。それが、学問研究上でいえば、一九八六年の『バイオエシックスの展望』以降展開される千葉大グループの活動と、先行していたマシアの業績とのつながりが希薄となった理由に思われる。

森岡正博の生命学

加藤尚武を筆頭とする応用倫理学的な生命倫理研究では、文化や宗教の違いを超えて普遍的に成り立つ一元的なモラルによる市民社会の成熟に狙いが定められていた。しかし、一九八〇年代にも、異なる志向がなかったわけではない。たとえば、千葉大グループの活動にもかかわった森岡正博である。一九八八年の『生命学への招待』(森岡、一九八八)でデビューする森岡は、『バイオエシックスの展望』に「バイオエシックスの日本的変容」という文章を寄せている[3]。森岡は、その文章で、バイオエシックスはもともとそれが成立した米国の倫理学的文化的背景に依存しており、「西洋の倫理学と現代科学技術との相克と妥協の体系だと言える」とし、それが「そのまま現代の日本で受け入れられるのか」と問うている。強調は、「自らの文化風土に立って自らの力で、自らの解答を探し求めてゆく努力」の必要性におかれていた。そうして、「いつまでも翻訳紹介と文献学ばかりやっているのでは、(生命)倫理学には将来はない」と断じられるのである。

加藤は文化や宗教を超えた普遍的な問いを回復することで、哲学研究の活性化と市民社会の成熟とを目指していた。それに対して森岡は、「自らの文化風土に立つ」必要があることを強調し、倫理的問い自体を立て直そうとしている。その姿勢は、たとえば脳死臓器移植をめぐってしばしば繰り返されてきたように、日本と欧米との違いを日本文化の特殊性に単純に帰着させて済ませるような態度と混同されてはならないだろう。倫理への問いを提出するには、それが生い立つ文化風土と切り離されては成り立たない。そのことの自覚に立たない限り、倫理的問いを立てることは不可能である。そうした認識が森岡にはあったはずである。森岡は、脳死やパーソン概念といった個別の問題を論じるだけではなく、生命についての問いそのもののあり方を問題にしようとしていた。

こうした森岡の志向を単純なバイオエシックスの輸入とすることはできない。森岡の「自らの文化風土に立って自らの力で、自らの解答を探し求めてゆく努力」は、輸入の作業につきるものではありえないからである。もちろん、「同じ課題で対話を遂行すること」を目指した加藤の場合も、「新しい観念の枠」の輸入が問題だったわけではない。肝心なのはそうした枠ではなく、対話の中身の普遍性にあった。だからこそ、輸入は哲学の射程内に収まりえたのだった。しかし、森岡は既存の領域に軟着陸するのではなく、そうした領域の足下を掘り返し、対話が行われるべき場としての自らの文化風土を問題にしようとした。こうした志向は、少なくとも生命倫理研究を応用倫理学の一分野とする発想からは出てこないだろう。問いは生命について探求するための原理へと向けられていた。それが、バイオエシックスを超えた生命学、生命圏倫理学の構想を語る『生命学への招待』を生むことになる。

森岡のウーマン・リブと障害者運動の発見

原理論的な森岡の志向は、日本の生命倫理思想の源流を一九六〇年代後半以降のウーマン・リブ運動と障害者運動に求める後の議論へとつながっていく。森岡は、二〇〇一年の『生命学に何ができるか』のなかで、自分の生命学の構想の出発点が、学生時代に「現代の生命にかかわることがらをトータルにとらえることのできるような学問が欲しいと思った」ことにあったと語っている。そうして構想された生命学は、「単なる机上の学問なのではなくて、いまここで生きている私の生そのものへと直接にかかわっていくような学でなければならないと思った」とも述べられている(森岡、二〇〇一、一三一―一三七頁)。しかし、当時輸入され始めたバイオエシックスは、調べてみたものの、満足できるものではなかった。

森岡は、バイオエシックスを調べ始めた当初、「日本の生命倫理学の開始＝一九八〇年代における米国バイオエシックス輸入」説を受け入れていた。その解釈は、本書の冒頭に引いた一九九四年の『生命観を問いなおす』にも引き継がれていた。それが、なかば偶然から、覆える。森岡は、七〇年代のウーマン・リブについて知ることで、それが、「まさに草の根でくりひろげられた「生命とジェンダー」に関する思索と実践の巨大運動であったことに気付」き、「目から鱗が落ちる思い」をすることになったのである。

「日本の生命倫理の議論は、少なくとも一九七〇年代初頭には、ウーマン・リブによって明確に開始されていた……。日本の生命倫理の歴史は、「一九八〇年代半ばから」一気に一五年もさかのぼるのだ。もちろん、「学問」としての制度化がなされるのは、九〇年代に入ってからである。しかし、生命倫理の視野をそなえたうえで、その枠組みをはるかに超える議論・言説群が、一九七〇年代初頭の女性たちによって量産されていた……。すなわち、日本の生命倫理の議論は、女性たち（および……障害者たち）によって開始された可能性が高いのだ」

こうして、森岡の「田中美津論——とり乱しと出会いの生命思想」と「障害者と「内なる優生思想」」が書かれることになった（森岡、二〇〇一）。

森岡のこうした発見は、良きにつけ悪しきにつけ、バイオエシックスを学問として調べてきた結果だといえるかもしれない。米国でバイオエシックスが成立したのとまったく同じ時期の日本にも、学問として制度化されることがなかったために気づかれずに来たものの、バイオエシックスと同じ問題意識と議論が存在していた。しかも、そこにはバイオエシックスの枠組みをはるかに超える議論があった。そのことが、バイオエシックスの輸入を通過した後に、見いだされたのである。もちろん、なんとも迂遠なアカデミックな発見だと皮肉ることはできる。しかし、そうした発見は、森岡が、ウーマン・リブと同様に、「「生きる意味」の思索と行動へと執拗にこだわっていく」姿勢をもち続けたことにかかわっていることを見逃してはならないだろう。当初から「自らの文化風土に立って自らの力で、自らの解答を探し求めてゆく努力」を強調し、思索だけではなく行動にこだわってきた森岡は、哲学、倫理学系の研究者として、きわめてユニークだった。加藤とは違って、そうした森岡には成熟を拒否するところがある。そうしてはじめて、生命倫理研究はいのちをめぐる思想ときり結ぶ可能性をもちえるのだといえるのかもしれない。

三　生物学革命と生命倫理研究

生命倫理研究と生物学革命

加藤尚武は、『バイオエシックスとは何か』の「あとがき」で、「バイオエシックスには遺伝子操作の倫理綱領が出たころから関心を持ち始めた」と書いている。その点を、加藤はインタビューに応えて次のように述べている。

「最初のアシロマ会議(Ashlomar Conference)が一九七五年にあって、それについての報告の本がどやどやっと出た。私が仙台にいた頃で、中村桂子さんや何人かの人の本を全部買って読んだ。これはたぶん非常に大きな思想的変動の要因ではないか、これについていくのは大変ではないか、おそらくこの問題に対する哲学的リアクションも相当大掛かりなものが起こるのではないかと思っていた……」(『小泉科研報告書』一頁)

そこで、加藤は、英語文献に注目することになったという。それが、哲学者加藤の語るバイオエシックスとの出会いだった。

アシロマ会議は、いうまでもなく、遺伝子組換えによって生じる恐れがあると考えられた問題、いわゆるバイオハザードの懸念に分子生物学者が対応するために開催された。加藤の述懐に見られるように、日本の生命倫理研究の出発点には、狭義の医療よりも、生物学の発展による「非常に大きな思想的変動」への関心が強く働いていた。一九六〇年代あたりから、強い危機感をもって語られていた生物学革命の帰趨に対する関心である。その関心は、どのように生命倫理研究と関わっていたのか。

テイラー『人間に未来はあるか』

一九六〇年代の関心を象徴する書物がある。英国のジャーナリストG・R・テイラーが一九六八年に刊行した『生物学的時限爆弾(*The Biological Time Bomb*)』である。この本は、翌年に、分子生物学者の渡辺格と朝日新聞社の大川節夫による訳書が『人間に未来はあるか——爆発寸前の生物学』として刊行された(テイラー、一九六九)。この著作は、その喚起力のある叙述もあって、「最近の研究成果をふまえて今後おこるであろう社会的、法律的、倫理的な問題をえぐり出」(訳者あとがき)す警告の書として広く読まれることになった。

訳者の渡辺格は、テイラーの訳書が、「自分で翻訳して言うのもおかしいが、当時大きな反響をよびおこした」と述べている。この著作を通して、「クローン人間、生命合成、冷凍人間などの言葉がいろいろのところで使われることになり、生命科学の発展とそれのもたらす倫理問題・社会問題がわが国でもようやく問題になってきた」(渡辺、一九七八)のである。『人間に未来はあるか』は、日本における生命倫理研究の出発点のひとつとなるものだった。たとえば、この著作に衝撃を受け、生命倫理研究を志すことになった人に、木村利人がいる。この意外にも思える取り合わせは、どのようにして生まれたのか。

木村利人、運動としての「バイオエシックス」

いうまでもなく、木村は、早い時期から日本の生命倫理を牽引してきた代表者のひとりである。木村はきわめて明快な主張を展開してきた。その立場は、二〇〇〇年の『自分のいのちは自分で決める』(木村、二〇〇〇)という著作のタイトルに端的に示されている。木村にとって、生命倫理(木村自身は一貫して、バイオエシックスという言い方をするのだが)はわれわれが「自分のいのちの主人公として生きる」ための手立てにほかならない。そのため、いわゆる医療パターナリズムが徹底して批判され、患者の権利、患者の自己決定権が強力に打ち出されてきた。木村の主張は、一九八七年の『いのちを考える――バイオエシックスのすすめ』(木村、一九八七)で広く知られるようになった。

木村は、その本の序章で、「バイオエシックスを、旧来の学問の持つ発想とはまったく異なる新しい展望と視座で、より総合的に〈超学際〉研究として把握し、独自の構想での研究と運動を行ってきました」と語っている。木村の「バイオエシックス」は、新たな総合的、超学際的研究という構想の大きさをもつものだった。

「私の基本的な理解によれば、バイオエシックスとは、医療・医学のみならずビオス(生命・生物・生活)のすべてにかかわりを持つ、人間の尊厳の主張に根ざした人権運動であり公共政策づくりなのです。……私たち一人ひとりの人間が真に自由と責任をもった主体となるために、日本や世界の各地で展開されてきている自分のいのちを護り育てるためのさまざまな運動が、きわめて重要な役割をはたすことになります。それらに参加し、運動から学び続けることには、はかりしれない意義があります。……そのような運動が私の構想してきたバイオエシックスのルーツで

あり出発点なのです」〔木村、一九八七、一一一―一二頁〕

このように、木村は、生命倫理を研究というよりも、「ビオス（生命・生物・生活）のすべて」にかかわる「人間の尊厳の主張に根ざした人権運動であり公共政策づくり」として規定する。「バイオエシックス運動」なしには、生命倫理研究はありえない。ただし、ビオスのすべてにかかわるとはいっても、実際には、「自分のいのちを護り育てる」という木村の関心は、もっぱら医療・医学における患者の自己決定権の確立に向けられてきた。「旧来の医療専門家中心の〈医の倫理〉」にとって換わるべきもの、それが木村の「バイオエシックス」だった。

この木村と、テイラーの『人間に未来はあるか』はどのように結びつくのか。

木村の出発点――ベトナム戦争、テイラー、ジョージタウン

木村はもともと法学出身で、学生時代からキリスト教学生運動にも積極的にかかわっていた。一九五九年にフィリピンでＹＭＣＡ主催の国際ワークキャンプに参加したさいには、木村はよく知られている「しあわせなら手をたたこう」という歌を作詞したりもしている。大学院を終えた後、木村はキリスト教学生運動の仕事も続けながら、東南アジアの比較家族法の専門家として、タイのチュラロコン大学、ベトナムのサイゴン大学、ジュネーブ大学など、海外で研究生活を送っていく。やがて、バイオエシックスの研究へと転身し、ハーバード大学から、ジョージタウン大学に移り、一九八〇年にはケネディ研究所のアジア・バイオエシックス研究部長に就任している。成立間もない米国のバイオエシックスに、木村は直接の当事者としてかかわったのである。二〇〇五年のある講演で、木村は、

「私は三五年ばかり海外にいたわけですが、二五年前、ちょうど四半世紀前に初めて日本でバイオエシックスという学問を始めた。よく木村先生はバイオエシックスを輸入したといわれますが、輸入ではなくて、外国で私はやっていた。やっていた人間が帰ってきて日本でやっているので、輸入ではないのです」(木村、二〇〇五、一〇頁)と語っている。そこに、木村が「バイオエシックス」という言葉を手放さないひとつの理由があるだろう。

米国を活動拠点としていた木村は、一九七六年から七八年にかけて、日本では「ほとんどまったくといっていいほどに関心を集めていなかった」バイオエシックスに関するゼミナールと講義を早稲田大学で担当している。日本におけるバイオエシックスの講義は、一九七八年の上智大学の「生命倫理」の二年前に、木村利人によって早稲田大学で開始されていた。「これが日本の大学での最初のバイオエシックスの誕生となりました」と、木村は述べている(木村、一九八七)。

東南アジアの比較家族法を専門とする木村は、どうして生命倫理の研究を志すことになったのか。出発点にベトナム戦争があったことを、木村はいくつかの著書で述べている。ここでは、夫人による木村の伝記(木村恵子、二〇〇六、一一四―一一七頁)の記述を引いておこう。一九七〇年、木村がサイゴン大学で教鞭をとっていたころの話である。

「うだるように暑いある日の午後のことでした。

ひとりの学生がわが家に訪ねてきて、……僕に向かってこう言ったのでした。

「先生、あわてても、もうおそいかもしれませんが……」と口ごもりながら、

「先生の遺伝子が破壊されているかもしれません」と告げたのでした。『遺伝子』などという単語

はまだ当時には耳新しいことばでした。……

実は僕たちが毎日「おいしい、おいしい」と言いながら食べているエビやカニは、遺伝子の構造に損傷をあたえる有毒物質のダイオキシンに汚染されているというのです。

そして、その学生が大事そうに抱えてきた反戦地下組織から入手したという資料をこっそり見せてくれたのでした。それによると、米軍の対ベトコン「枯れ葉作戦」地区となったタイニン省などで、奇形児が生まれたり、死産、自然流産が多発しているとのことでした。

そして、これらの地区の、南ベトナム特有のジャングルや、その周辺の耕作地の自然生態系も潰滅してしまっているというのです。近海や河川にも枯れ葉剤の成分であるダイオキシンが流れ込んでいるので、毎日食べている海産物も汚染されているという詳細なデータを見せてくれたのでした。……

僕はその学生の話を聞きながら、恐ろしさで、体がこわばったのを今でもよく覚えています」

この出来事が、テイラーの著作に結びつく。

「僕は、その頃ちょうどトゥーゾー通りにある、数少ない英語の本屋で手に入れたばかりの『生物学的時限爆弾』という本を読んでいるところでした。著名な科学ジャーナリストであるG・R・テイラーがこの本で指摘していた「未来の遺伝子戦争」に、僕自身がひきずりこまれてしまったことに驚き、そして戦慄を覚えたのでした」

テイラーのいう「未来の遺伝子戦争」は、『人間に未来はあるか』の第六章に登場する。そこでは、遺伝子をコントロールする技術がさらに進むと、遺伝子改変ウイルスを敵国にばらまいて、気づかれずに遺伝的資質を劣化させるといった軍事利用の可能性があることが語られていた。ベトナム戦争で米軍は、生物学革命のもたらす可能性として予測された当の事態を、枯れ葉剤作戦によってすでに現実化していた。遺伝子戦争に自らと家族が現にさらされている。この戦慄が、木村を「バイオエシックス」へと転身させた。

「このできごとが、それまで法学を専攻し、東南アジアの比較家族法を専門に研究していた僕を、バイオエシックス(生命倫理)という、いのちにかかわる価値判断や倫理の問題を考える全く新しい学問の研究に転向させたといっても過言でないのです。

いのちの根源ともいえる人間の遺伝子が、いとも簡単に操作され、損傷される世界に生きていかなければならないという恐怖が、僕を目覚めさせてくれたのでした」

こうして、木村はその後米国に渡り、本格的にバイオエシックスにかかわることになる。ベトナム戦争とテイラーの著作が、ジョージタウンでの研究へいたる出発点だった。そうして、ジョージタウンで、患者の自律尊重という原則、患者の自己決定権の重要性が見いだされた。ベトナム戦争が導いた「自分のいのちを護り育てる」という視点は、生物学革命の帰趨ではなく、医療の場に定められたのである。

日本の現実と「バイオエシックス」の普遍性

ジョージタウンでバイオエシックスをやっていた木村は、「帰ってきて日本で」、患者が「自分のいのちは自分で決める」という生命倫理の考え方を医療現場に導入することを目指して、運動を展開していく。岡村昭彦をリーダーに、「一九八二年七月から約八か月にわたって毎週土・日の二日間、延べ四二七名のボランティアが長野県厚生連の安曇病院精神科での活動に参加」（木村、一九八七）して行われた活動も、そうした運動のひとつだった。「インフォームド・コンセント」という言葉も、それ以前に医事法学者の唄孝一などによるドイツや米国の動向の紹介があったものの、とくに看護職を中心とする医療職に広く知られるようになったことについては、木村たちの運動によるところが大だったはずである。

しかし、当初、木村の主張に対する日本の医師たちの反応はひどいものだった。二〇〇五年の講演で、木村は語っている。

「たとえば、私はかつて東京大学の内科の吉利先生と対談したことがありますが、吉利先生は悪気がなくて言ったのだと思いますけれども、「患者というのは病院に一歩敷居をまたいで入ってきたら、医者の言うとおりやってもらわなくちゃ困る」と言われました。ちょっとひどい表現ですが、「煮ても焼いても自由だ」と言われたのです。今から三〇年か四〇年ぐらい前ですけれども。「それは先生、あんまりではないですか。私はバックグラウンドは法律ですけれども、患者の人権はどうなるのですか。人間としての尊厳がどれだけ病院の中で尊ばれるかどうか、それはどうなんですか」と反論しました。「それは君、法律家の立場だよ。医療とは何の関係もない。医者は患者の病気を治すことが最も重要な使命だから」と言われました」（木村、二〇〇五、八頁）

吉利先生とは、腎臓病や老人医学の権威で、東大教授、浜松医科大学学長、日本医療センター院長などを務めた吉利和《よしとしやわら》のことである。吉利は、一九八八年に設立された生命倫理研究会の初代会長に選出されている。そこに、なんらかの改心があったのか、なかったのか、何とも皮肉に思えてくる。

また、一九八〇年代の医学教育振興財団のシンポジウムでは、木村の話をメモをとりながら聞いていた日本医師会の武見太郎は、「そんなアメリカ帰りの若造がインフォームドコンセントなんて、冗談じゃない。日本にはいい医師と患者との伝統があって、仁の思想があるのだから、そんなの必要ない」といったという(木村、二〇〇五、一一頁)。武見の言葉には、インフォームド・コンセントなど日本では昔からやっていたという、かつてよくあった医師の典型的反応がよく示されている。

こうした医師たちの反応に対して、木村は、「伝統的なわが国の文化や価値観を口実にして医療や臨床研究の現場での人権侵害や人間疎外を肯定することはできない」という。現代の医療は、すでに、「バイオエシックスの発想をその存在の基盤としてとりいれ、世界史の流れの中で、人間の尊厳と基本的人権の尊重を医療行為の本質として認識しはじめている」のである(木村、一九八七、一一頁)。木村は、米国のバイオエシックスの主張に世界史の流れのひとつの到達点を見いだした。その「人間の尊厳と基本的人権の尊重」という思想は、米国だけではなく、日本も含め、国際的な判断基準となるべきものなのである。木村も、米国のバイオエシックスに、哲学者の加藤尚武とは別種の意味で、普遍性と成熟を探り当てようとしていた。それが、「米国の」バイオエシックスを輸入したわけではないという木村自身の認識につながっている。

たしかに、患者の自己決定を前面に打ち出し、それを定着させる運動を必要とする現実が日本にはあった。その現実は、現在でも完全に覆されたわけではないだろう。それを考えると、キリスト教学生運動に一貫してかかわってきた木村が、ベトナム戦争の枯葉剤のダイオキシン汚染とテイラーの遺伝子戦争の衝撃から出発し、医療を場とする「バイオエシックス」運動に身を投じたことには、ある種の必然性さえ感じられる。

しかし、木村が導入しようとしたのは、応用倫理学としてのジョージタウン流バイオエシックスではなく、あくまでもそのルーツとなった運動としてのバイオエシックスだった。応用倫理学としての生命倫理研究は、木村にとって、むしろ批判の対象である。『いのちを考える』で、木村は、生命倫理が「生命科学研究や臨床医学、患者や家族の道徳上・倫理上の価値判断の妥当性の是非を取り扱う応用倫理学に止まるものではない」と、はっきり述べている。さらに、「わが国でも欧米諸国でも、既成の学問の専門家である学者は、長い伝統の中からでき上がった学問理論の応用としての新しい研究分野の導入になれているので、かえって私のいう意味でのバイオエシックスとその運動のルーツやダイナミズムが見えにくいのではないか」とされるのである〔木村、一九八七、二七三・二七八―二七九頁〕。ここには、応用倫理学としての生命倫理研究という理解に対する痛烈な批判がある。

木村は、自己決定権を旗印とする「バイオエシックス」運動に世界史の到達点、普遍的な人権思想を見いだした。その力のこもった明快な主張には、時に、自己決定万能主義といった弊害への危惧を抱かせるところがないわけではない。自己決定は、医療の場の改革にとってそうであったように、必要ではあるものの、あくまでもフィクションにすぎないからである。しかし、実践的な「人権運動に根ざした公共政策づくり」という木村の志向は、現在でも生命倫理研究に重い問いを突きつけている。生命倫理研究も、問題がいのちにかかわる以上、自分のいのちとそれをとりまく現実という視点を離れることはできないはずだからである。

四　ライフサイエンス論と生命倫理研究

一九八一年、『理想』「バイオエシックス」特集

テイラーは二〇世紀後半を生物学革命の幕開きの時代と規定していた。加藤尚武の応用倫理研究も、木村利人の実践的な医療改革運動も、その革命と無縁ではなかった。さらに、その関係がいっそう鮮明な生命倫理研究の流れもある。最後にその点を見るために、森岡（表2）が日本における最初の文献としてあげた、一九八一年の雑誌『理想』の特集号を取り上げることにしたい。

「バイオエシックス　生命の論理と倫理」という『理想』の特集には、九編の論文と日本医師会長の武見太郎の随筆が収められている（表3）。『理想』という雑誌の性格上、哲学の専門家の寄稿が多いものの、さまざまな分野の専門家が文章を寄せており、生命倫理研究の学際性をうかがわせる特集になっている。

といっても、バイオエシックス・生命倫理自体については必ずしも正面から問題にされているわけではないし、共通の理解があったようにも思われない。この特集では、「生命の論理と倫理」に関して、専門家がそれぞれの専門と関心に合わせて議論を展開しているだけで、まとまった生命倫理像は浮かんでこない。ただ、議論の中心が狭義の医療ではなく、生物学の問題におかれていたという共通点はある。たとえば、哲学者の永井博は、テイラーの「衝撃的な本」、つまり、『人間に未来はあるか』から話を始め、「生物工学」を対象に「抑制の倫理」の可能性を論じている。また、当時唯一バ

イオエシックスという語を冠した著作だったポッターの『バイオエシックス』〔ポッター、一九七四〕の[4]影響を感じさせる論文は、散見される。哲学者の瀬在良男が論じた「システム世界観」などは、「バラ色の未来論から終末論に変貌しつつある今日、人類の生存の命運をかけて生物学的知識と人間の価値の総合をめざす、いわゆる「バイオエシックス（bioethics）」という言葉から始まり、完全にポッターの主張に依拠した議論を展開している。

表 3　『理想』1981 年 8 月号(No. 579)「特集 バイオエシックス 生命の論理と倫理」執筆者一覧

中村桂子(生命科学)	「バイオエシックス試論——生物科学・技術と社会の関係」2–8.
永井博(哲学)	「生命倫理と人間」9–16.
八杉龍一(生物学)	「生命の論理と倫理——決定性と自由の相関」17–29.
木原弘二(分子生物学)	「人間生物学の立場」30–44.
米本昌平(科学史)	「遺伝子工学の現在——そのあり方の問題点」45–52.
唄孝一(民法学・医事法学)	「バイオエシックスと法の役割——「社会的合意」探求と表裏して」53–64.
吉田夏彦(哲学)	「生命科学の進歩と価値観」65–76.
瀬在良男(哲学)	「新しい人間学のすすめ——「バイオエシックス」とシステム世界観」77–85.
武見太郎(日本医師会長)	「随筆・生存の論理と倫理」86–88.
渥美和彦(医用工学)	「人工臓器とバイオエシックス」89–98.

(　) 内は，雑誌に掲げられた専門

ポッターのバイオエシックスと武見太郎の生存学

ポッターの影響ということでは、『理想』の特集号に随筆を寄せた日本医師会会長で、バイオエシックス輸入の「先頭に立った」〔土屋、一九九八〕武見太郎に触れておくべきだろう。武見は、その随筆で「新しいライフサイエンスの考え方を健全に発展させる」ために、日本医師会に「特別医学分科会としてライフサイエンス学会を発足させ……もうかれこれ十年になろうとしている」と回顧している。武見は、「ライフサイエンスの立場から人間存在の理法を考える」ことを続けていくなかで、「人類の生存秩序という問題」の重要性に気づいたという。随筆は、「医師会長退任後は生存科学研究所をつくって、私の今までの経験をさらに多くの方々の助力を得て、一つの次の世界を開拓したいと願っている」という言葉で結ばれている。

随筆にもあるように、武見は日本医師会のなかにライフサイエンスの特別医学分科会を発足させ、活発にシンポジウムを開催してきていた。分科会のリポートは、『ライフ・サイエンスの進歩』と題され、一九七四年の第一集に始まり、『理想』の特集号と同じ八一年の第八集まで刊行されている（日本医師会編、一九七四）。

『ライフ・サイエンスの進歩・第一集』の「序文」のなかで、武見は「インテグレート」、総合という言葉を繰り返している。武見によれば、専門化、細分化の方向に進んできた自然科学は今や総合されるべき段階に至っており、人文社会科学も含む「ライフ・サイエンスの世界を考えて一つのインテグレーデッド《ママ》・サイエンスの世界を形成すること」が必要である。そこで、日本医師会のなかにも、従来の縦割りの専門分科の成果をインテグレートする可能性を探るために、特別分科会を置くことにしたという。その総合科学によって、生命の本質というよりもむしろ「生存のメカニズム」の解明が果たされるというのが、武見の見通しだった。

武見は、医師会長退任後の一九八四年に、『理想』の随筆の言葉通り、私財を投じて財団法人生存科学研究所を設立する。「生存科学」は「インテグレーテッド・サイエンス」という構想を引き継ぐものだった。その財団法人の「案内」に載せられている文章には、武見の考え方がよく示されている。「近時における科学技術の目覚ましい発展は、『生命』を対象とする新しい科学、即ちライフサイエンスの確立を促し、数多くの成果を挙げつつある。しかし、最近における生態学・遺伝子工学などの驚くべき進歩を眺めるとき、改めて人類の『生存』を正面から採り上げざるを得ない状況になっており、しかも既存の科学方法論に拘泥するかぎりこの状況に対応できないことは明白である。凡ての科学は『生存』問題を前にして古典的な閉鎖的枠組みの編成替えを強いられており、自然科学と社会科学という区別すらも止揚して……凡ゆる領域から総合的に『生存』問題に取り組まざるをえないし、諸科学の基礎であり、諸科学の成果を実生活に定着させるための哲学、倫理学などもまた、その内容を問いなおさなければならない段階［に］達しているといえよう。……

そして、このような生存科学の裏付けがあってこそ、初めて未来の人類の生存秩序の確立と福祉の実現が可能となるのであり、生存科学という視点からの取り組みが遅れれば遅れるだけ人類の幸福は遠ざかっていくといえよう」（武見太郎「生存科学について」財団法人生存科学研究所『生存科学研究所案内』刊行年不明、三頁）

武見の壮大な生存科学という構想は、ポッターのバイオエシックスの主張にほぼ完全に重なっている。生物学の急速な発展は一方でテイラーのような危機感を生むとともに、他方で新たな「インテクレーテッド・サイエンス」としてのライフサイエンスの構想を呼び起こすものだった。その構想が生存科学としてのバイオエシックスというポッターの主張に重ね合わされ、ポッターを復唱する形で、武見の生存科学は提唱された。しかし、武見の生存科学の主張は、日本医師会の『ライフ・サイエンスの進歩』が武見の会長退任とともに立ち消えになったのと同様に、武見の死後は直接的な継承者を見いだせずに終わることになる。その点でも、武見の生存科学は、米国でのポッターのバイオエシックスの跡を追うものだった。

ライフサイエンス論と生命倫理研究

武見の随筆にあったライフサイエンスという言葉は、『理想』の特集号冒頭の中村桂子の「バイオエシックス試論——生物科学・技術と社会の関係」にも登場している。当時、中村は三菱化成生命科学研究所の社会生命科学研究室長を務めていた。その研究所は、初代所長の生化学者、江上不二夫の構想をもとに、一九七一年にライフサイエンスの研究機関として設立されたものだった。研究所は、設立時からパネル討論の記録を『シリーズ生命科学』[5]として刊行し、ライフサイエンスの啓蒙活動を活発に行ってきていた。前述の吉利和を初代会長として設立された生命倫理研究会も、そうした三菱化成生命科学研究所とその社会生命科学研究室の活動のなかから生まれている。

『理想』の論文によれば、中村がバイオエシックスという言葉を知ったのは、一九七一年のポッターの著作によってである。しかし、ポッターの「生物学的知識と人間の価値の二つを基礎にした新しい倫理学」という主張は、「一九七一年という時点で……は一つの重要な指摘だったが、以後体系的な進展はほとんどない」。さらに中村は、「もう一つの流れが米国にある」ことにも触れている。つまり、ヘイスティングズ・センターとケネディ研究所を中心とするバイオエシックスの流れである。

「この流れは、人間を生物としてみるとか人類の生存を考えるという視点はなく個人の生命の尊重という面から医学、自然科学、行動科学、社会科学などの進歩にともなって起きてきた新しい問題をこまかくとりあげていく立場である。具体的課題としては、臓器移植、人体実験、行動コントロール、遺伝病など医学の問題が多く、遺伝子組換えもとりあげられたが、あまり大きな課題にはなっていない」

このように、中村は米国のバイオエシックスについて二つの源泉を踏まえ、的確な要約を与えている。そこには、米国の主流のバイオエシックスが生物としての人間や人類の生存という視点を欠き、医学の「新しい問題をこまかくとりあげていく」ことへの批判が読み取れる。そうした批判をもとに主張されたのが、ライフサイエンスを立脚点とする新たな視点だった。中村は、次のように述べている。

「バイオエシックスの基本は……生物科学の視野に生命、さらには人間の生命が入ってきたことにあると思う。そして、この視点から、自然と人間との関わり、人類という大きな視野からの人間の生き方の模索に始まり個々の生物技術、とくに医療行為の中で使われる生物学的技術の検討までを含んだ考えを産み出すことが要求されていることだと思う。しかもそれは、一方では……われわれがこれまで持ってきた生命観と照らし合わせる必要があり、他方では、従来の医の倫理との関係の整理が重要である。これらは人間としてという判断と同時にその社会のもつ歴史や倫理観と深く関わり合う。こうして考えてくると私達にとって、バイオエシックスは十年前に日本で誕生したライフサイエンス（これも米国と同じ言葉が使われていながら、ニュアンスの違う例である）を母胎にし、日本の中での議論を始めるところから出発すべきではないかと思う」

中村は、ライフサイエンスの考え方は生物学が基礎分野において化学や物理と関連し、実学分野で医学、薬学や農学や工学と融合するなかで生まれてきたと述べている。それは、「科学・技術・人間・環境を一つの目で見る」必要性を背景としながら、生物学を基盤に新たに提唱された「統合的科学」である。

日本型のライフサイエンスを主導した渡辺格によれば、「「ライフ・サイエンス」という概念をはじめてわが国ではっきり示した」のは、渡辺たちが慶応大学で一九七〇年に開催した「ライフ・サイエンスをめぐって」というシンポジウムだった〔渡辺、一九七八、二〇四頁〕。それ以降、渡辺は武見太郎なども巻き込みながら、ライフサイエンス論を積極的に展開していく。武見に見た「インテグレーテッド・サイエンス」は、そこに源がある。一九六八年に「分子生物学は終わった」と発言して物議をかもしていた〔渡辺、一九七八、一六五―一六八頁〕渡辺には、自らが日本に導入した分子生物学は第一期を経て、第二期のライフサイエンスの段階に入りつつあるという認識があった。「ライフ・サイエンスとは、人間の肉体的、精神的生命の解明を目指すと同時に、さらにそれを超えて、人間のそして人類の向かうべき目標は何か、を検討することまでも含むものでなければならない」と渡辺は述べている〔渡辺、一九七八、二〇五頁〕。生物学革命の幕開きの時代という意識は、一九六〇年代から七〇年代の世界の各地で、時に危機感をともないながら、新たな統合科学を求めるさまざまな希求を呼び起こした。ポッターのバイオエシックスやその出発点ともなった未来学は、その例である。渡辺のスケールの大きなライフサイエンスの定義にも、同じ時代意識がはっきりと刻印されている。

そうしたライフサイエンスの構想を背景に、中村の「バイオエシックス」は、その統合的科学の体系のなかに位置づけられる。ライフサイエンスには、自然、環境、そして人間との関係で新たな「フィードバックシステム」が必要である。中村は、その「フィードバックシステム、そこで交わされる約束事」を、「エシックスという言葉が適当か否か」という疑問があることを認めながら、「バイオエシックス」と呼ぶのである。中村によれば、現代では「このフィードバックシステムへの具体的アプローチは、どうしても分子遺伝学を基にしたものとなる」。そのため、まずは「現在用いられている科学的手法、そこから生まれる技術を整理したうえで、各技術のもつ可能性や影響をきめこまかく検討する必要がある」のである。

この中村の議論には、バイオエシックスの輸入という視点はほとんどない。米国のバイオエシックスについて正確な理解を示した中村は、日本独自のライフサイエンス論に立って「バイオエシックス」という言葉に新しい意味を与えようとしていた。問題はバイオエシックスの輸入にはなく、その転用、つまり日本のなかで議論を立ち上げることだった。

『理想』の特集号の翌年に、生命科学研究所と中村の編で『これからのライフサイエンス――バイオエシックス試論』が出版されている。そのパネルディスカッションの記録のなかで、中村は研究所に入った頃から米国のバイオエシックスの勉強を始めたものの、「やはりエシックスというのは、私たちが自分で考えなければいけない、体系のできているものをよその国から持ってきて横文字を縦にしても、これは納得のいくものではないということを感じ」、「むしろ考えていくプロセスが大切で、日本の中で考えていく場を作らなければいけないと思った」と語っている（三菱化成生命科学研究所／中村編、一九八二、九頁）。

こう語る中村の主張の眼目は、もちろん、ライフサイエンスの発展におかれていた。「バイオエシックス」は、ライフサイエンスの発展にとって不可欠であるにしても、その役割はあくまでも補助的なものにとどまる。「バイオエシックス」に期待されていたのは、古来の医の倫理が倫理的、社会的判断をもって医学に対してもっぱら「負のフィードバックをかけてきた」のとは異なる役割である。新たな統合的な自然科学を発展させるための社会的なシステム、それが中村の「バイオエシックス」にほかならない。問題はバイオエシックスの輸入ではなく、日本型のライフサイエンスの発展にあった。中村はあくまでも生物学の研究者として論じていた。自律的な生命倫理研究は、その視野に入ってはいなかった。

ところで、渡辺格に始まる日本型のライフサイエンス論は、武見の生存科学が後継者をもたなかったのとは違って、やや異なる運命をたどっていく。渡辺は、内閣総理大臣の諮問機関として設置された科学技術会議でも中心的な役割を担っていた。その結果、科学技術会議は一九七一年にライフサイエンス振興の必要性を打ち出す答申を行い、さらに下部組織としてライフサイエンス部会を置くことになる。その後、科学技術会議ライフサイエンス部会は、文部省の学術審議会などとともに、政府の「ライフサイエンス政策」に大きな役割を果たしていく。「ライフサイエンス」という言葉は、現在も文部科学省研究振興局にライフサイエンス課が置かれているように、少なくとも政府機関のなかに生き残るのである。日本型のライフサイエンスの発展を目指した中村の立場は、日本における生命科学政策に接続する。そうしたライフサイエンス概念にとって、問題となるのは忘却や消滅ではなく、展開・変容・変質であろう。その歴史的な過程を詳細に検討することは、日本の生命倫理研究にとって今後の大きな検討課題となるはずである。

科学者と市民とをつなぐバイオエシックス

再度『理想』の特集にもどると、そこには、米本昌平の「遺伝子工学の現在――そのあり方の問題点」も収められている。当時、米本は中村が室長の三菱化成生命科学研究所社会生命科学研究室に所属していた。しかし、米本の議論には、生物学者たちのライフサイエンス論とは異なるバイオエシックス理解を認めることができる。

日本では、一九七九年に、安全委員会の設置を求めるなど、組換え実験を厳しく規制する文部省の「大学等の研究機関等における組換えDNA実験指針」が出されていた。この指針の原案を作ったのは、科学技術会議ライフサイエンス部会に置かれた作業部会である。作業部会は委員の渡辺格を団長に諸外国の規制の現状を調査し、その結果もふまえて、指針をまとめている。この日本の対応は、米国のNIH(国立衛生研究所)のガイドラインが一九七六年に出されたのと比べるとかなり遅いものだった。欧米では、日本の指針が出された七九年にはすでに、規制を緩和しようとする動きが表面化しつつあった。NIHのガイドラインも、一九八〇年には、大幅に緩和されている。そのため、文部省指針は出されると間もなく、規制緩和の方向で見直す対象となってしまう。文部省の改訂指針は一九八二年に出されるのだが、米本の論文は、ちょうど規制の大幅な緩和を前にして遺伝子組換え技術の規制が社会問題化しつつあった時期に書かれている。

米本は、遺伝子組換え技術をめぐる「いまの議論のあり方にはどうも根本的な欠陥があるような気がする」とし、まず「その遠因には、ここ十年ばかり日本では、現代生物学の諸成果に立脚した統一的な生命像を求める試みやそれをめぐっての議論がほとんどなされなかったという事情があるようだ」と述べている。米本からすれば、「ここ十年ばかり」展開されてきたはずの日本型ライフサイエンス論の議論は満足できるものではなかったのである。

その米本が行うのは、従来「ほとんどなされなかった」ような議論を行ってみせることではなく、遺伝子組換えという実験手法がそれまでの分子生物学に果たした役割を振り返り、現状での応用の可能性について概観することだった。そこでいわれるのは、「先端的なテクニックとしての遺伝子組換えと貧弱な生命観というアンバランスや、現代日本における生命論の不毛」といった慢言ではない。歴史的な概観が強調するのは、ある段階での科学研究の一側面が研究の現実的な可能性を超えて、特定の発想を人々に植え付け、それが肥大化していく危険性だった。米本は、生物学革命ということで、単純化された未来像をもとに楽観論を語ったり、逆にいきなり高みに立って危機感を煽るような愚を避けようとする。米本が指摘するのは、現状では、遺伝子組換え研究に関しても、現場の科学者の認識とはかけ離れた形で、単純なＤＮＡ一元論的な見方が強化され、過剰な期待と不安を一般の市民に与えるだけになっているということだった。科学者と市民との間には、「話題性、時事性、意外性を旨とする」新聞があるだけで、「貧弱な生命観による遺伝子組換え像の肥大をさらにグロテスクなまでに増幅してしまう」。

このように遺伝子工学の現状の問題点を概観し、米本は、「いまの日本に必要なのは」、この科学者と市民との「間隙を埋めるメディアである」と指摘する。「専門誌を参考にしながら、第一線の研究室で進行している事態をタイミング良く、正当な評価を加えて、われわれの言葉にそしゃくして伝えてくれる」メディアが必要なのである。「それはまた、専門分野に切り込んで安全性問題ばかりでなく、その応用の可能性と社会への影響を予測すると同時に、そこに至るまでの科学的障壁を丁重かつ公平に説明してくれるものであってほしい」と、米本はいう。その視点は、市民の側の問題に定められていた。生命科学技術をめぐる問題は、安全性がクリアされても、終わりとはならない。必要なのは、科学者と市民との間隙を埋めることによって、グロテスクな科学技術像を払拭することである。

こうして、米本は、次のように、この論文を結んでいる。

「科学者だけが科学の進む方向を決めるというのは過去の話である。これからは何らかのかたちで科学者と市民が対話を続けながら進むより他に道はない。しかしそのためには、科学者が変り、市民の側も応分の努力を払い、かつ現在進行中の研究についての正確な情報が双方に与えられなければならない。このような状態であればＤＮＡ一元論的な人間観が一人歩きすることなどまず考えられない。これこそバイオエシックス成立の頂点であり、正確な情報さえ与えられさえすれば、その結論はおのずと明らかになってくるはずだと思うのである」

米本は、その後、新書版で『バイオエシックス』と『先端医療革命』を刊行し（**表２**）（米本、一九八五・一九八八）、アメリカのバイオエシックスを中心に、欧米での議論を丹念に追うとともに、日本における問題点を指摘する仕事を精力的に続けていく。そのバイオエシックス理解は、きわめて明快である。バイオエシックスは、生物技術や生物医療といった先端科学の社会的受容の装置として、一九七〇年代を中心に米国で成立した学問的立場であり、「バイオエシックスはすぐれてアメリカ的な言葉である」という理解である。「しかしこれを、生物医療や生物技術をそれぞれの文化に属する人間が最も心安まる形でとり入れ、そのための最適な意思決定のあり方を創り出そうとする学問的立場だとすれば、それはわれわれがいままさに直面する課題を、かなり正確に表したもの」(米本、一九八五、二一八頁)ではある。問題は、「われわれがいままさに直面する課題」に対して、われわれが属す文化のなかで「最適な意思決定のあり方」を創り出すことにある。

米本は、バイオエシックスの規制の倫理としての側面をよくとらえていた。しかし、バイオエシックスはあくまでも米国の文化的、政治的、制度的背景に大きく依存した米国特有の学問的立場である。当然、バイオエシックスの単純な輸入など問題にならない。科学技術規制の制度設計に必要なのは、日本独自の意思決定のあり方、先端科学の社会的受容の装置を創出することだった。

こうした日本のおける努力を強調する米本の主張は、同じ研究所の中村の「バイオエシックス」理解と軌を一にしている(6)。しかし、科学史家の米本には、自然科学者の中村とは違って、市民の側に立って自然科学そのものを突き放して見る姿勢がはっきりと示されている。現在では科学者は市民を無視することはできず、「科学者だけが科学の進む方向を決めるというのは過去の話」になっている。だからこそ、科学研究の「応用の可能性と社会への影響を予測すると同時に、そこに至るまでの科学的障壁を丁重かつ公平に説明してくれる」メディアの必要性もいわれたのである。米本の議論には、生命倫理研究の成立する可能性が科学技術に対する市民の側の距離の取り方にかかっていることが鮮やかに示されている。そうして立ち上げられるべき意思決定制度には、「科学者が変り、市民の側も応分の努力を払い」、ともに成熟することが求められていた。ここにも、別種の形で、市民社会の成熟という主題が見てとれる。それは、必要となるメディアの問題も含め、いまだに達成されていない生命倫理研究の課題が示されているというべきである。

おわりに

これまで、一九八〇年代バイオエシックス輸入説を導きに、日本の生命倫理研究の開拓者たちのさまざまな立場を点描してきた。打たれた点は相互につながる線を引けるものもあれば、そうでないものもある。先行するいのちをめぐる思想ときり結ぶ点もあれば、つながりをつけることが難しい点もあった。ただいずれの点も、それぞれ多くの抵抗に遭いながらも、打たれたものだった。そこには、乏しくはない可能性を含む新しさとたんなる輸入にはつきない努力が認められるべきである。

ウォレン・T・ライクは、米国のバイオエシックスの草創期を担った代表的研究者のひとりである。そのライクは、二〇〇七年に来日したときの講演（森本、二〇一〇、第4章、参照）のなかで、現在の米国のバイオエシックスの主流に対する批判的な立場から、バイオエシックスの起源を一九六〇年代の米国の社会的、文化的状況に求めることで、バイオエシックスには失われた多様な可能性があったことを強調した。ヘンリー・ビーチャー、ポッター、ハンス・ヨナスといったバイオエシックスの成立を担った人たちはいずれも物事に対する驚きの念（センス・オブ・ワンダー）と現実の先を見通す視力（ヴィジョン）をもっており、予見者（ヴィジョナリー）であったがゆえに、アウトサイダーたらざるをえなかった。現在のバイオエシックスはそうした彼らの思想の意味を汲み尽くしてはいないというのが、ライクの指摘だった。

ここで点描してきた日本の生命倫理研究の始まりに位置する人たちもまた、濃淡はあるものの、少なくとも活動を開始した時点では、アウトサイダーだったというべきかもしれない。バイオエシックスにたずさわることは「ご乱心」とみなされ、「冗談じゃない」とされたのである。にもかかわらず、日本の生命倫理研究は開始され、現在にいたっている。それによって、開拓者たちがそれぞれの仕方で議論の背景で問題にしていた「成熟」あるいはその拒否の徹底は果たされたのだろうか。今や、生命倫理研究の現状を彼らヴィジョナリー・アウトサイダーの主張に照らして再検討し、おそらくは彼らの主張を支えていたはずの日本における一九六〇年代の文化状況の意味を再考すべきときなのである。それが果たされれば、ここで打たれた点の間、さらにはいのちをめぐる思想との間にも、引かれるべき線が引かれることにもなるのではなかろうか。

(1) 「日本における生命倫理学の成立と展開――加藤尚武・飯田亘之・坂井昭宏先生へのインタビュー」二〇〇四年(『科学研究費補助金基盤研究B(1)「生命科学・生命技術の進展に対応した理論と倫理と科学技術社会論の開発研究(研究代表者、小泉義之)報告書」』(PDF版が http://www.ritsumei.ac.jp/acd/gr/gsce/2004/0308.pdf で公開されており、以下、『小泉科研報告書』として示す)、一二頁参照。

(2) 『小泉科研報告書』一四頁で、加藤は千葉大学での活動が宗教をはじめとする制約がなく、自由に行えたと述べている。

(3) この文章は、大幅に改訂増補され、「生命倫理学の日本的変容」と表題を改めて、『生命学の招待』第六章に収められている。

(4) 腫瘍学の研究者だったポッターは、人口問題や食料問題をかかえた人類にとって、有限な地球で生き残る道を模索することが、緊急の科学的課題だと考えていた。その課題に応え、人類の生存(survival)のために提唱されたのが、生物学を基礎とする新しい倫理学、バイオエシックスである。英語の bioethics はポッターが作ったものだとされる。しかし、その立場は大きな影響力をもたず、本文で触れる中村桂子の指摘のように、バイオエシックスという言葉は実質的には医療倫理を指すことになる。

(5)　一九七一年の『物理学者のみた生命』に始まる三菱化成生命科学研究所編集の『シリーズ生命科学』(平凡社)は、一九七七年の『生命の起源と地球・宇宙』まで、一一集に及んでいる。

(6)　森岡正博は、『生命学への招待』の「謝辞」で、「まだ青二才の学生に生命科学とバイオエシックスの手ほどき」をしたのが、「三菱化成生命科学研究所の中村桂子、米本昌平の両氏」だったと述べている(二六七頁)。そのことが、森岡が強調した「自らの文化風土に立って自らの力で、自らの解答を探し求めてゆく努力」という主張にかかわっていることは明らかだろう。

引用・参考文献

飯田亘之(編集代表者)、一九八六年『総合科目(講義 Manual 4)　バイオエシックスの展望』千葉大学教養部総合科目運営委員会。

エンゲルハート、H・T/ヨナス・Hほか、一九八八年『バイオエシックスの基礎――欧米の「生命倫理」論』(加藤尚武・飯田亘之訳)、東海大学出版会。

エンゲルハート、H・T、一九八九年『バイオエシックスの基礎づけ』(加藤尚武・飯田亘之監訳)、朝日出版社(Engelhardt, H. Tristram, Jr., 1986, *The Foundations of Bioethics*, Oxford University Press)。

加藤尚武、一九八六年『バイオエシックスとは何か――付＝対談・中川米造』未来社。

――、一九八七年a『二一世紀への知的戦略――情報・技術・生命と倫理』筑摩書房。

――、一九八七年b「Q&A――バイオエシックス・日本文化・人間性」『バイオエシックス最新資料集』千葉大学教養部総合科目運営委員会。

――、一九八九年「解説」(→エンゲルハート、一九八九)

――――、二〇〇七年「日本での生命倫理学のはじまり」高橋隆雄・浅井篤(編)、『日本の生命倫理　回顧と展望』九州大学出版会。

木村恵子、二〇〇六年『キーフさん――ある少年の戦争と平和の物語』近代文芸社。

木村利人、一九八七年『いのちを考える――バイオエシックスのすすめ』日本評論社。

――――、二〇〇〇年『自分のいのちは自分で決める――生病老死のバイオエシックス＝生命倫理』集英社。

――――、二〇〇五年「バイオエシックスへの新しい出発――二五年の回顧と未来への展望」(第二三回医学系大学倫理委員会連絡会議、二〇〇五年七月八日、特別講演)、医学系大学倫理委員会連絡会議編『メディカルエシックス33』。

塚崎智・加茂直樹編、一九八九年『生命倫理の現在』世界思想社。

土屋貴志、一九九八年「「bioethics」から「生命倫理学」へ――米国における bioethics の成立と日本への導入」加藤尚武・加茂直樹編『生命倫理学を学ぶ人のために』世界思想社。

テイラー、G・R、一九六九年『人間に未来はあるか――爆発寸前の生物学』(渡辺格・大川節夫訳)、みすず書房(Taylor, Gordon Rattray, 1968, *The Biological Time Bomb*, The World Publishing Company, New York)。

土井健司、二〇〇八年「神学の世俗化とバイオエシックスの誕生――ダニエル・キャラハンの軌跡を通して」『現代思想』36-2。

中川米造、一九七七年『医の倫理』玉川大学出版部。

中川米造・加藤尚武、一九八六年「討議　テクノロジーとしての医療」『現代思想』14-9。

日本医師会編、一九七四年『ライフ・サイエンスの進歩　第1集　日本医師会特別医学分科会リポート1974』春秋社。

ポッター、V・R、一九七四年『バイオエシックス――生存の科学』(今堀和友・小泉仰・斎藤信彦訳)、ダイヤモンド社(Potter, Van Rensselaer, 1971, *Bioethics: Bridge to the Future*, Prentice-Hall, Inc.)。

マシア、ホアン、一九八三年『バイオエシックスの話――体外受精から脳死まで』、南窓社(改訂増補版、一九八五年)。

――、一九八五年『続バイオエシックスの話――生命操作への疑問』南窓社。

三菱化成生命科学研究所／中村桂子編、一九八二年『これからのライフサイエンス――バイオエシックス試論』工業調査会。

森岡正博、一九八八年『生命学への招待――バイオエシックスを超えて』勁草書房。

――、一九九四年『生命観を問いなおす――エコロジーから脳死まで』筑摩書房。

――、二〇〇一年『生命学に何ができるか――脳死・フェミニズム・優生思想』勁草書房。

森本直子、二〇一〇年「バイオエシックスの歴史」小松義彦・香川知晶(編著)『メタバイオエシックスの構築へ――生命倫理を問いなおす』ＮＴＴ出版。

米本昌平、一九八五年『バイオエシックス』講談社現代新書。

――、一九八八年『先端医療革命――その技術・思想・制度』中公新書。

渡辺格、一九七八年『生命のらせん階段――分子生物学への道』文藝春秋。

編者あとがき

本書が生まれるきっかけとなったのは、二〇〇九年一一月に東洋英和女学院大学で行われた日本生命倫理学会第二一回年次大会における大会企画シンポジウム「日本におけるバイオエシカルな思想――「バイオエシックス」前史から未来へ」(オーガナイザー＝安藤泰至・香川知晶)である。シンポジウムでは、本書の第一章から第四章の執筆者たち(安藤泰至・脇坂真弥・佐藤純一・高草木光一)によって、それぞれの対象思想家(上原専禄・田中美津・中川米造・岡村昭彦)についての研究発表がなされたが、それぞれの章は、これらの発表の報告ではなく、新たに書き下ろされたものであり、そこにシンポジウムで司会を務めた香川知晶が日本における生命倫理(学)の開拓者たちを論じた第五章を加えて構成されたのが本書である。

五人の執筆者の学問的背景や専門分野はそれぞれかなり異なっている。安藤(第一章)と脇坂(第二章)は同じ京都大学宗教学研究室の出身で広い意味での宗教哲学をバックグラウンドにしているが、安藤はフロイト、脇坂はカントの思想研究から出発し、その後、安藤は生命倫理と広い意味での宗教的死生観やスピリチュアリティをめぐる研究に、脇坂は、AA(アルコホリクス・アノニマス)をはじめとするセルフヘルプグループやシモーヌ・ヴェイユの思想研究にかなりの重心を置くようになった。佐藤(第三章)は医師であり、医学概論・医学思想史および医療社会学が専門である。臨床医としてナイジェリアの病院に勤務していたときには、フィールドワークのためにその地で呪術医に弟子入りしたこともあるようだ。高草木(第四章)の専門は社会思想史で、ルイ・ブランやサン－シモンなどの一九世紀フランス社会思想の研究のかたわら、既存の学問の枠にこだわらない「現代思想」、「現代社会史」講義等のコーディネーターを務めている。香川(第五章)はデカルトを中心とする近世初頭の哲学史研究から出発した後、生命倫理に関心をもつようになり、現在はバイオエシックス(生命倫理学)の成立史を中心とする歴史的研究を広い範囲にわたって進めている。

生命倫理学会でのシンポジウムがきっかけになり、副題に「生命倫理」という語が入っているにもかかわらず、本書の執筆者には狭い意味での「生命倫理学者」は一人もいない。安藤と香川は日本生命倫理学会の会員であり、広い意味では「生命倫理」研究者であると言えるものの、その研究は生命倫理学という一つのディシプリン(学問・規律・訓練)の内部でのそれではなく、安藤の場合は生命倫理言説、香川の場合は生命倫理学史を主たる対象として、生命倫理(学)それ自体を批判的に対象化することに向けられている。

また、第一―第四章の各執筆者とそれぞれの章で論じられている思想家との関係もきわめて多様である。安藤の場合、上原専禄が活躍していたのはまだ物心もつかない幼少期のことであり、歴史や思想の本を読むようになったころにはすでに上原は故人で、半ば「忘れられた思想家」になっていた。学生時代以来の愛読書であった歴史学者・阿部謹也(後の一橋大学長)の著書を通じて、かろうじて上原専禄の名だけは知っていたものの、ふとしたきっかけから上原の『死者・生者』を読んで衝撃を受け、その著作集をむさぼるように読むようになったのはわずか三年前のことであり、映像ですら上原の姿を見たことはない。

それに比べ、脇坂が友人に勧められて田中美津の著書『いのちの女たちへ』を読んで衝撃を受けたのは、大学(学部)を卒業して間もない二〇年以上前のことであり、そのとき以来、(第二章の冒頭に書かれている)田中の講演会にも行き、その著書や対談なども読みつつ、何度か田中について書いてみようとしたが、どうしても文章にならなかったと言う。したがって第二章は、脇坂のいわば二〇年越しの「片思い」の末に書かれた田中へのラブレターでもある。

対照的に、第三章で佐藤が論じたのは、自らの「師」であった中川米造である。一九八〇年、大阪大学医学部で衛生学講座が「環境医学講座」と名称を変え、中川がその初代教授になった翌年、その博士課程のはじめての大学院生になったのが佐藤であり、その後、彼は木曜会と呼ばれた中川研究室のゼミナールの実質的運営者として活躍することになる。中川にとって佐藤が通常の師弟関係を超えて信頼しうる友人でもあったことは、第三章末尾にある中川の最期をめぐる印象深い会話から伺える。

高草木が岡村昭彦をはじめて知ったのは、大学院生時代(一九八四年)にたまたま見ることになったNHKの「訪問インタビュー・岡村昭彦」によってだった。そのとき、世界を相手に一人で闘いを挑むフリーランスの姿勢に強烈な印象を受けたと言う。その後も岡村への関心はもちつづけたが、研究対象として取り上げるようになったのは、二〇〇八年度「現代社会史」講義で、脳死・臓器移植から戦争まで「いのち」の問題を総合的に考える企画を試みて以来のことである。

先に述べたように各執筆者の学問的背景はかなり異なっているが、これら四つの章は、それぞれの専門分野やこれまでの研究の蓄積を生かしつつも、既存の学問分野による叙述のスタイルにはあまりこだわらず、各執筆者自身の「いのちへの問い」を突き動かすこととなったそれぞれの思想家の魅力を読者に伝えることを主眼として、自由に書かれている。

＊

こうして振り返ってみると、本書が出来上がるまでに、「いのち」と「いのち」の出会いとしか言いようのない、実に多くの不思議な出会いが重ねられていたことに驚かされる。何より、生命倫理学会のシンポジウムのときまで一堂に会したことが一度もなかった五人の執筆者が、こうして出会い、共に本書を創り上げることができたことに、改めて、言いしれぬほどの不思議さと喜びを感じざるを得ない。東日本大震災と福島の原発事故によって、多くの（生命・生活・人生・自然のすべてを含んだ意味での）「いのち」が破壊されるとともに、私たちがいかに「いのちへの問い」に真剣に向き合ってこなかったか、そしてそれによって自分たち自身の「いのち」をないがしろにする歪んだ社会を作りあげてきたかが白日の下にさらされたこの年に本書が刊行されることになったのも、また何かの因縁かもしれない。

本書の成立や各章の執筆にあたってお世話になった方々は数え切れないが、本書のきっかけとなった日本生命倫理学会のシンポジウム企画を編者が提案した際、「これはたいへん面白く、画期的なものだと思う」と大会のメインシンポジウムとして取り上げていただいた同年次大会の大会長・大林雅之先生、シンポジウムの際に、バイオエシックスを一緒に日本に導入した盟友・岡村昭彦についての貴重な証言・コメントをいただいた日本生命倫理学会前会長・木村利人先生のお二人には、この場を借りて特に御礼を申し上げておきたい。

本書の企画から完成まで、岩波書店編集部の入江仰さんにはたいへんお世話になった。(私も含め)執筆者たちが、個々バラバラに走ったり、転んだり、休んだり(さぼったり?)、くじけそうになったりしている、その全体を見渡しながら、適確な指示と激励によってゴールへと導き、最後まで伴走していただいた入江さんに、執筆者を代表して、深く御礼申し上げる。

二〇一一年一〇月

安藤泰至

《編者・執筆者紹介》

安藤泰至(あんどう・やすのり)

1961年生．鳥取大学医学部准教授．専門は宗教学，生命倫理，死生学．

著書に，『スピリチュアリティの宗教史』上巻(共著，リトン)，『生命の産業』(共著，ナカニシヤ出版)，『死生学(1) 死生学とは何か』，『宗教心理の探究』(共著，東京大学出版会)などがある．

脇坂真弥(わきさか・まや)

1964年生．東京理科大学理工学部准教授．専門は宗教哲学・倫理学．

著書・論文に『宗教の根源性と現代』第1巻(共著，晃洋書房)，「カントの自由論」(『宗教研究』317号)，「表現としての飲酒」(『宗教哲学研究』25号)，「シモーヌ・ヴェイユの工場体験」(『宗教と倫理』9号)などがある．

佐藤純一(さとう・じゅんいち)

1948年生．元高知大学医学部教授．専門は医療社会学，医療思想史，医療人類学．

著書に『医療神話の社会学』(共編著，世界思想社)，『文化現象としての癒し』(メディカ出版)，『先端医療の社会学』(共編著，社会思想社)などがある．

高草木光一(たかくさぎ・こういち)

1956年生．慶應義塾大学経済学部教授．専門は社会思想史．

著書に『社会主義と経済学』(共著，日本経済評論社)，『「いのち」から現代世界を考える』『一九六〇年代 未来へつづく思想』(いずれも編著，岩波書店)などがある．

香川知晶(かがわ・ちあき)

1951年生．山梨大学大学院(医学部)教授．専門はフランス哲学，応用倫理学(生命倫理学，脳神経倫理学)．

著書に『生命倫理の成立』『死ぬ権利』(ともに勁草書房)，『メタバイオエシックスの構築へ』(共編著，NTT出版)などがある．

「いのちの思想」を掘り起こす
——生命倫理の再生に向けて

2011年10月13日　第1刷発行

編　者　安藤泰至《あんどうやすのり》

発行者　山口昭男

発行所　株式会社　岩波書店
〒101-8002 東京都千代田区一ツ橋2-5-5
電話案内 03-5210-4000
http://www.iwanami.co.jp/

印刷・理想社　カバー・半七印刷　製本・牧製本

ISBN 978-4-00-022185-6　Printed in Japan

生命の政治学　——福祉国家・エコロジー・生命倫理——　広井良典　四六判二九〇頁　定価二九四〇円

連続講義「いのち」から現代世界を考える　高草木光一編　A5判三三二頁　定価二五二〇円

連続講義一九六〇年代　未来へつづく思想　高草木光一編　A5判三〇二頁　定価二六二五円

生きる術としての哲学　——小田実　最後の講義——　小田実　飯田裕康　高草木光一編　四六判二六四頁　定価二五二〇円

生命の研究はどこまで自由か　——科学者との対話から——　橳島次郎　四六判二五〇頁　定価二五二〇円

岩波書店刊
定価は消費税5%込です
2011年10月現在